MICHA EBELING

Lunge, komm bald wieder

EIN LIGHTFADEN FÜR RAUCHER, EX-RAUCHER, GELEGENHEITSRAUCHER UND NOTORISCHE RÜCKFALLKANDIDATEN

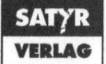

MICHA EBELING,

geboren 1965 in Magdeburg, lebt und arbeitet als Autor in Berlin. 2007 erschien sein erster Erzählungsband »Restekuscheln« (Voland & Quist). Er liest bei der Berliner Lesebühne »LSD – Liebe statt Drogen« und gewann zusammen mit Volker Strübing bei den deutschsprachigen Poetry-Slam-Meisterschaften zweimal den Teamwettbewerb.

1. Auflage Juni 2014

© Satyr Verlag Volker Surmann, Berlin 2014
www.satyr-verlag.de

Cover: Markus Freise (www.markus-freise.de)
Druck: CPI Clausen & Bosse, Leck
Printed in Germany

Die Deutsche Nationalbibliothek verzeichnet diese Publikation in der Deutschen Nationalbibliografie; detaillierte bibliografische Daten sind im Internet abrufbar über: http://dnb.d-nb.de

Die Marke »Satyr Verlag« ist eingetragen auf den Verlagsgründer Peter Maassen.

ISBN: 978-3-944035-28-4

Inhalt

Begrüßung 7

Lunge, komm bald wieder! Die entspannte Art, vielleicht mit dem Rauchen aufzuhören 11

Kapitel 1: Wie alles begann 22

Kapitel 2: Die Zigarette kehrt zurück 29

Kapitel 3: Fahrraddiebstahl und Zigarette 34

Kapitel 4: Die NVA, die Krankenschwester und die Sucht 41

Kapitel 5: Rauchen – Aufhören – Rauchen – Aufhören – Rauchen 46

Kapitel 6: Der Nikotin-Exorzismus. Oder: Der Meister und ich . . 49

Kapitel 7: Der Rückfall und seine Gründe 59

Kapitel 8: Wieso ich nun doch wieder aufhören wollte, und weshalb ich nach irgendwas gesucht habe, das mir die Sache irgendwie leichter macht als sonst 62

Kapitel 9: Gesucht, gefunden und ausprobiert 72

Kapitel 10: Kritik 79

Kapitel 11: Rauchpause – Die Methode 129

Kapitel 12: Das Drumherum und die Verknüpfungen 152

Kapitel 13: Wir kommen langsam zum Ende 166

Tschüss und danke 174

für Ivo

Begrüßung[1]

- Ich habe wieder angefangen.
- Mit dem Rauchen?
- Nein, mit dem Aufhören.

Guten Tag, mein Name ist Micha Ebeling. Ich bin Raucher.

Oder ehemaliger Raucher, Ex-Raucher, trockener Raucher. Ganz wie Sie wünschen. Suchen Sie sich eine Bezeichnung aus.

Da ich mich vor vielen Jahren für diesen Weg in die Sucht entschieden habe und viele Jahre geraucht habe, bin und bleibe ich ein Raucher. Obgleich ich mich zur Zeit in einer Rauchpause befinde. So wie Sie vielleicht bald auch!

In diesem Buch möchte ich Sie mitnehmen auf eine kleine Reise. Eine Reise durch die Welt des Rauchens, vor allem *meine* Welt des Rauchens. Ich werde das Rauchen und vor allem die Raucher nicht verteufeln, jedoch das Rauchen auch nicht verharmlosen. Wie viele Dinge im Leben, die Spaß machen, ist es gefährlich. Denken Sie nur an so schöne Beschäftigungen wie Volcano Boarding, Höhlentauchen, Wingsuit Flying oder Trainsurfen auf der Heckscheibe eines ICE. Je nach körperlicher Konstitution wirkt das Rauchen auf jeden Organismus unterschiedlich gefährdend. Ob es nur die Bestzeiten beim Ironman beeinträchtigt oder am Ende doch zu Lungenkrebs führt, das weiß man vorher nicht und

---

[1] Ja ja, Sie haben recht, das ist schon so was wie ein Vorwort. Aber ich dachte, wenn ich »Vorwort« schreibe, dann lesen Sie es vielleicht nicht.

ist bei jedem anders. Da Rauchen nicht unter Strafe steht und somit letztlich, trotz Rauchverbots in vielen Einrichtungen, nicht wirklich reglementiert wird, ist es eine freie Entscheidung, zu rauchen oder nicht zu rauchen. Niemand wird dazu gezwungen. Die deutliche Tendenz ist heutzutage, dass vom Rauchen abgeraten wird. Trotzdem wird geraucht. Trotzdem frönen etliche diesem Laster und befinden sich in unterschiedlich stark ausgeprägter Abhängigkeit vom Rauchen.

Nachdem ich viele Jahre geraucht hatte, fand ich für mich einen Weg, damit aufzuhören. In diesem Buch gibt es eine kleine Auseinandersetzung mit Allen Carr und seinem Buch »Endlich Nichtraucher!«. Es ist dies die Rauchentwöhnungs-Bibel schlechthin – das Standardwerk. Es wird und wurde hochgelobt. Auch ich habe einen meiner Versuche, mit dem Rauchen aufzuhören, damit begonnen. Von Tausenden geheilten Rauchern spricht Carr sicher zu Recht im ersten Kapitel seines Buches.[2] Ich bin inzwischen fest davon überzeugt – Studien darüber sind mir nicht bekannt –, dass ein großer Teil jener, die mit Allen Carrs unempathischer und imperativer Holzhammermethode einst aufgehört haben, inzwischen längst wieder rückfällig geworden ist. So wie auch ich. Zusammen sind wir vermutlich inzwischen auch schon wieder ein paar Tausend.

Meines Erachtens steckt der Fehler dieser Methode schon im Titel – »Endlich Nichtraucher!«. Nichtraucher ist man durch die Gnade der Geburt. Wir alle kommen als Nichtraucher auf die Welt. Wenn wir diesen paradiesischen Zustand der Unschuld in Bezug auf Tabak einmal verlassen haben, können wir nicht mehr an diesen Ort zurückkehren. Ich habe vor vielen Jahren in einer frommen Gemeinde erlebt, wie einem jungen Mädchen, das sich mit seinem Freund der »Sünde« hingegeben hatte, im Verlauf einer vom Heiligen Geist begleiteten »Krankenheilung« ein »geis-

---

2 Alle Zitate in diesem Buch nach: Allen Carr, »Endlich Nichtraucher! Der einfache Weg, mit dem Rauchen Schluß zu machen«. Vollständige Taschenbuchausgabe (Mosaik bei GOLDMANN, München: 1998). Hier: Vgl. S. 19

tiges« Hymen eingebetet wurde. Nun ja. Ganz das Gleiche ist das dann doch nicht mehr. Ein Alkoholiker bleibt ein Alkoholiker. Ein Raucher bleibt ein Raucher. Wer einmal geraucht hat, ist kein Nichtraucher mehr und kann auch keiner mehr werden. Ein Raucher jedoch kann sich dazu entschließen, weniger oder überhaupt nicht mehr zu rauchen. Das ja. Und an dieser Stelle nun kommt mein Evangelium ins Spiel, meine gute Botschaft an mich und an all jene rückfällig Gewordenen und eben auch an Sie:[3] Das mit dem Rückfall ist überhaupt nicht schlimm. Wer einmal aufgehört hat, kann es ein weiteres Mal tun. Es ist keine Schande, rückfällig zu werden, so wie es die Ideologie Carrs unterschwellig permanent vermittelt. Wir sind Menschen. Wir haben Schwächen. Wir haben, vielleicht aus einer Schwäche heraus, begonnen zu rauchen. Dann mit viel Mut und Kraft und gutem Willen aufgehört und dann ... sind wir wieder schwach geworden. Na und? Aufhören kann man trainieren!, so das Credo meines Buches. Die brutale Konditionierung durch andere Methoden kann überwunden werden. Gehirnwäsche ist in meinen Augen nicht der richtige Weg, sich seinen Schwächen zu stellen. Ich habe im letzten Jahr ein neues und schönes Wort gelernt: Selbstmitgefühl. Da steckt viel drin. Verständnis für sich selbst. Der Wunsch, den Dingen in sich, mit sich und um sich herum auf den Grund zu gehen. Aber auch Milde walten zu lassen gegenüber den eigenen Schwächen und Fehlern.

Aus diesem Weg der Sanftheit, der Ehrlichkeit, sich selbst und anderen gegenüber, kann auch ein völlig neuer Umgang mit dem Rauchen erwachsen.

Vielleicht werden Sie eine Zeit lang eine On-Off-Beziehung mit der Zigarette führen. Vielleicht wird man Sie sogar ab und an ein bisschen auslachen, so wie ich das erlebte, wenn Sie mal rauchen und mal nicht. Na und? Nur Sie können in sich spüren, wie Sie

---

[3] Selbst wenn Sie bisher nie rückfällig geworden sind, sondern das erste Mal versuchen, mit dem Rauchen aufzuhören, ist das vollkommen okay!

durch jeden Versuch aufzuhören ein bisschen stärker werden, ein bisschen cleverer gegenüber dem »Feind«. Am Ende wird es Ihnen vielleicht wie mir ergehen, dass Sie sich, sollten Sie wirklich einmal rückfällig geworden sein, sogar richtig freuen auf den nächsten Versuch, mit dem Rauchen aufzuhören.

Mark Twain soll einmal gesagt haben: »Mit dem Rauchen aufzuhören ist kinderleicht. Ich habe es schon hundertmal geschafft.« Obwohl er diesen Spruch sicher humoristisch gemeint hat, so steckt in seinen Worten aus meiner Sicht mehr Weisheit, als der alte Pfiffikus vom Mississippi geahnt hat.

Ich wünsche Ihnen viel Erfolg und vor allem viel Spaß bei einem neuen, bei Ihrem Weg, Ihre Beziehung zur Zigarette letztgültig zu gestalten.

Vielleicht frei nach dem Motto urbaner Beziehungskultur: Lass uns Freunde bleiben!

Micha Ebeling
Berlin, 26.02.2014

Lunge, komm bald wieder!

DIE ENTSPANNTE ART, VIELLEICHT MIT DEM RAUCHEN AUFZUHÖREN

Die Antwort ist »Ja«! Schlicht und ergreifend »Ja«! Ein weiteres Buch zum Thema Rauchen, beziehungsweise »Wie höre ich damit auf«, ist nötig, lieber Leser, lieber Raucher, liebe Nichtraucherin, liebe Partnerin einer Raucherin, lieber E-Zigaretten-Freak, lieber Nurmalsoinderbuchhandlungimbuchblätterer. Ich jedenfalls finde, dass es nötig ist. »Weshalb?«, werden Sie nun weiterfragen. Das will ich Ihnen gerne erläutern.

Erstens hatte ich Lust, darüber ein Buch zu schreiben, schließlich bin ich Schriftsteller. Zweitens finde ich, dass die selbst ernannten Nikotin-Gurus dazu längst nicht alles gesagt, ja meines Erachtens manches sogar verschwiegen haben. Drittens kenne ich genügend Leute, die es bislang mit den bereits auf dem Markt existierenden Büchern nicht geschafft haben, mit dem Rauchen aufzuhören. Auch ich habe einst vor Jahren mit Allen Carrs Buch aufgehört zu rauchen. Und drei Jahre später wieder damit angefangen.

Wenn ich mal eben nachrechne, dann komme ich auf eine gut fünfundzwanzigjährige Raucherkarriere, auf die ich zurückblicken kann. Nicht schlecht, oder? Allerdings mit Unterbrechungen. Was nichts anderes heißt, als dass ich mehr als einmal versucht habe, mit dem Rauchen aufzuhören. Zwar war es mir nicht dauerhaft gelungen, doch ich habe eine Menge Erfahrung gesammelt mit dem Rauchen und mit dem Aufhören. Damit fällt mir noch ein weiterer Grund ein, weshalb ich prädestiniert bin, ein Buch zu diesem Thema zu schreiben. Ich habe nur fünfundzwanzig Jahre minus die rauchfreien Jahre geraucht. Und ein Mensch, der nur fünfundzwanzig Jahre etwas falsch gemacht hat, hat vielleicht andere Erfahrungen gemacht und deshalb andere Dinge zu erzählen als jemand, der dreiunddreißig Jahre etwas falsch gemacht hat in seinem Leben. (Allen Carr hat nach eigenen Angaben dreiunddreißig Jahre geraucht.[4])

Nun liegt es mir fern, in die gleiche Kerbe zu hauen, wie es Allen Carr und seine Nachfolger tun. In diesem Buch soll es nicht darum gehen, wie schädlich das Rauchen ist und wie nutzlos und wie gesundheitsgefährdend. Das weiß doch jeder selber und wenn nicht, kann das in den Ratgebern von Allen Carr, Stefan Back und wie sie alle heißen ausführlich nachgelesen werden. Neuerdings mischt da auch »Krankheit als Weg«-Guru Rüdiger Dahlke mit. Die geben sich echt Mühe, die durchaus negative Wirkung von Zigaretten zu beschreiben. All diesen Autoren/Therapeuten ist eins gemeinsam: Sie haben es geschafft, mit dem Rauchen aufzuhören, und dann ein Buch oder mehrere Bücher darüber geschrieben. Genau das habe ich auch gemacht, ein Buch über das Aufhören geschrieben. Nur behaupte ich nicht, dass ich es geschafft habe, für immer mit dem Rauchen aufzuhören. Sondern ich behaupte, dass ich eine Methode gefunden habe, mit der jeder – ich oder Sie oder wer auch immer – eine RAUCHPAUSE einlegen kann. Und wie lange ich diese Pause mache, das hängt eben von mir ab. Und wie lange Sie diese Rauchpause machen, das hängt von Ihnen ab!

So!

Wichtiger Absatz mit wichtigem Hinweis: Als ich mit dem Schreiben meines Buches fertig war, fiel mir in der Buchhandlung ein Buch in die Hände. Das Buch der Schweizer Psychoanalytikerin

---

4 Vgl. S. 16

Maja Storch mit dem schönen Titel »Rauchpause«. Genauso wollte ich eigentlich mein Buch nennen. Ein Schlag ins Kontor, wie man früher gesagt hat, als man noch »Kontor« gesagt hat. Heute sagt man »Büro«. Oder, hier in Berlin Mitte, »Office«. Ein herber Rückschlag jedenfalls. Also, falls Sie, liebe Frau Storch, dieses Buch hier mal in Händen halten, so seien Sie versichert, dass der Begriff »Rauchpause« eben auch mir eingefallen ist, unabhängig von Ihnen. Aber so wie ich eben Begriffe wie Zigarette, Nikotin und Rauchen verwenden werde, weil es darum in diesem Buch geht, werde ich auch den Begriff Rauchpause verwenden, weil er integraler Bestandteil meiner hier beschriebenen Methode ist. Ansonsten unterscheiden sich unsere Bücher sicher ausreichend, sodass sie vielleicht eines Tages friedlich nebeneinander im Regal stehen können, wie ein Mercedes und ein BMW in der Garage eines Ex-Rauchers, der sich die beiden Luxusschlitten von der Lunge abgespart hat. *Wichtiger Hinweis zu Ende.*

War aber wichtig. Finde ich. Zumal ich großer Fan der Schweiz bin. Und so gar kein Fan von Guttenbergerei.

Weiter im Text: Mir geht es in meinem Buch, bei meinem Ansatz auch nicht darum, gleich die ganze Welt glücklich und zufrieden zu machen, sondern vielleicht nur um die paar Freunde und Bekannte, die es nicht geschafft haben, von der Raucherei zu lassen. Auch nicht mit dem Buch von Allen Carr, den ich im Folgenden der Einfachheit halber fast immer nur »Meister« nennen werde. Und warum haben es manche Raucher meiner Meinung nach nicht geschafft? Zum Beispiel aus ANGST, wie ich glaube. Aus Angst, nie wieder rauchen zu dürfen. Und genau dieses NIE WIEDER! ist fast allen Ratgebern gemeinsam, die bislang auf dem Markt sind. Das mag für den einen oder anderen Entsagungswilligen funktionieren. Ich glaube, dass es nicht bei allen Aufhör-Anwärtern funktioniert. Auch haben mir einige dieser hartgesottenen[5] Raucher er-

---
5 Trifft in diesem Falle sogar mal wörtlich zu, das schöne Adjektiv.

zählt, dass sie das Buch vom Meister nicht lesen konnten, weil sie sich von ihm zu sehr gegängelt und bevormundet vorkamen. Unter anderem für diese Menschen schrieb ich *mein* Buch. Es soll von Sanftheit und Verständnis für den Raucher geprägt sein, für den Menschen im Raucher. Ich habe für meine Methode den Begriff RAUCHPAUSE gewählt, um für diesen Teil der Raucherpsyche erst mal einen »Gehgips«, eine Krücke, eine mentale Entlastung zur Verfügung zu stellen. Für das Anfangen mit dem Aufhören spielt es überhaupt keine Rolle, was morgen ist, was nächsten Monat ist, was nächstes Jahr oder in zehn Jahren ist. Auch will ich keine Feindbilder aufbauen gegenüber dem Rauchen und dem Tabak und schon gar nicht dem Raucher gegenüber. Sonst findet man sich sehr schnell in einer schizophrenen Situation wieder. Mir fällt dabei die ganze Zeit dieser Witz ein, der früher an der Schule erzählt wurde. Es gibt davon wohl mehrere Varianten. Aber der Kern besteht aus folgender Geschichte:

Auf einer Insel leben schwarze Sklaven. In der Ferne sieht man das Festland. Es geht die Legende, dass, wer das Ufer des Festlandes erreicht, weiße Haut bekäme. Eines Tages gelingt es drei Sklaven zu fliehen. Wobei sie gegen zweierlei Gefahr zu kämpfen haben. Die Entfernung und Krokodile. Es ist ein Kampf auf Leben und Tod. Wie wild schwimmen die drei los. Nach etlichen Stunden kommt der erste am Ufer an und wird tatsächlich weiß. Als er im Wasser zwei schwarze Sklaven sieht, die sich dem Ufer nähern, sucht er am Strand nach einer langen Stange und hindert die erschöpften Sklaven so lange daran, ans Ufer zu kommen, bis der erste ertrunken ist und der zweite von den Krokodilen gefressen.

Also, nicht Krieg und Kampf will ich hier entfachen, sondern Waffenstillstand, Vergebung, Verständnis, inneren Frieden und vor allem Gelassenheit mit sich, der Sucht und dem Wunsch, davon loszukommen, versuche ich zu vermitteln. Und jetzt verrate ich Ihnen gleich noch was: Damit es überhaupt ein Buch wird, werde ich sehr viele autobiografische, mein eigenes Raucherdasein betreffende Dinge erzählen. Die Methode selbst ist nämlich schnell erklärt. Aber es soll ja ein ganzheitliches Erlebnis für Sie werden. Im Prinzip will ich Ihnen zeigen, wie Sie Ihre eigene Methode finden beziehungsweise sich erarbeiten können, einfach indem ich Ihnen berichte, wie ich es gemacht habe. Insofern ist es vielleicht ganz interessant für Sie, ein paar Details einer fremden Raucherkarriere zu lesen. Ihre ist sicher nicht viel anders. Aber ich habe nun meine aufgeschrieben, und für ein paar Euro können Sie sie jetzt lesen. Oder Sie setzen sich in Ihrer Buchhandlung auf einen Lesestuhl und schmökern vor sich hin. Dann kostet es nichts. Aber da Sie ja eine Menge Geld sparen, wenn Sie schon bald nicht mehr oder sehr viel weniger rauchen, ist die Ausgabe für dieses Buch sinnvoll investiert. (Allen Carr empfiehlt in »Endlich Nichtraucher!« seinen Lesern ja dringend, erst mit dem Rauchen aufzuhören, wenn sie das Buch zu Ende gelesen haben.[6] Dazu fiel mir als kleiner Trick im Zusammenhang mit *meinem* Buch ein: Rauchen Sie doch einfach nicht, solange Sie es lesen! Dadurch wird das Buch automatisch refinanziert, und Sie können schon mal völlig unmethodisch testen, wie sich das Nichtrauchen so anfühlt.) Die Arbeit des Schreibens habe ich Ihnen schon abgenommen. Wobei ich nicht verhehlen will, dass es für Sie selbst sehr hilfreich sein kann, wenn Sie sich ebenfalls mal hinsetzen und die Stationen Ihrer Raucherkarriere aufschreiben. Nicht so ausführlich wie ich, nein, stichpunktartig reicht. Selbst wenn Sie das nicht tun, werde ich Sie später dennoch zu einem Mitmachspiel auffordern. Wobei man natürlich auch alles im Kopf machen kann. Aber wenn Sie zu denen gehören, die alles im Kopf können, dann haben Sie hier, an dieser Stelle des Buches, schon gewonnen. Dann können Sie in Zukunft ja einfach im Kopf rauchen. Und zwar so viel Sie wollen. Das richtet kaum Schaden an. Und ich sage Ihnen, so ein tiefer Lungenzug frische Luft mit im Kopf vorgestellter Zigarette ist schon eine Wucht. Aber wenn Ihnen das

---

6 Vgl. S. 21

nicht auf Anhieb gelingt, dann lesen Sie weiter oder illern schon mal ein bisschen in dem Kapitel »RAUCHPAUSE – Die Methode«. (»Illern« ist sächsisch und steht für »heimlich oder unauffällig einen Blick auf etwas werfen«.)

Jetzt komme ich aber zu einem Punkt, wo nicht rumgeillert wird. Ich finde, dass es an der Zeit ist, offen und gerade auch in einem Rauchentwöhnungsbuch über den sozialen Aspekt des Rauchens zu sprechen. Rauchen ist eine Sucht, sicher, aber es macht eben doch auch Spaß und schleicht sich als Ritual in viele Lebensbereiche ein. Da erzähle ich nichts Neues. Ich bin ein leidenschaftlicher Kaffeehausgänger. Ich saß, während ich an diesem Buch schrieb, meist im Raucherstübchen meines Stammcafés. Warum? Gewohnheit. Die Kaffeehausfreunde. Die Gemütlichkeit. Wer den sozialen Aspekt, den das Rauchen für viele hat, nicht mitbetrachtet, der therapiert an der Sache vorbei, finde ich. Überhaupt finde alles in diesem Buch nur ich so. Es sind extrem subjektive Meinungen und Erfahrungen, die ich hier zum Besten gebe, nur damit das mal klar ist und niemand sich aufregen muss. Ich erhebe keinen wissenschaftlichen Anspruch, und ich verbräme meine Erfahrungen auch nicht pseudowissenschaftlich. Ich sage nur, dass Rauchen tatsächlich auch Spaß machen kann. Kürzlich, auf dem Flohmarkt, hat mein alter Freund und Krimibuchhändler Georgi genau das auch gesagt: Er liebe das Rauchen und tue es nur nicht mehr wegen der nun langsam davon angekratzten Gesundheit. Wieso soll ich diesem hedonistisch veranlagten und durchaus lebensklugen Mann das Gegenteil weismachen wollen? Das kann er denken, und das darf er sagen. Mich stört's nicht. Und wenn er demnächst rückfällig werden sollte, dann ist dieses Buch hoffentlich schon gedruckt, und ich kann's ihm rüberschieben. Oder gegen einen Krimi tauschen. Ich bin in vielerlei Hinsicht ein Suchtmensch, wie Sie noch merken werden. Unter anderem auch krimisüchtig. In Buch- und Filmform.

Der Meister wiederum behauptet ein ums andere Mal zur Unterstützung seiner Botschaft, »dass das Rauchen *überhaupt nichts* bringt«.[7] So ist es sicher auch – aus einem bestimmten Blickwinkel heraus. Aber eben nur aus einem bestimmten. Ansonsten hat das Rauchen einen durchaus gemütlichen und kommunikationsfördernden Charakter. Man kann damit den Tag oder bestimmte Zeiträume in Einheiten einteilen. Sicher, zuletzt sind es meist sehr kleine Zeitabschnitte. Man kann Gesprächspausen damit füllen. Wenn Raucher beieinander sind, können sie eine für Außenstehende fast unsichtbare Zärtlichkeit untereinander entwickeln bei der Darreichung von Feuer, dem Ranschieben des Aschenbechers. Soziale Hierarchien können ausgelotet, verschoben und sogar nivelliert werden beim Sich-gegenseitig-Zigaretten-Anbieten. Da entwickeln sich Codes, mit Hilfe derer Begegnungsfelder abgesteckt werden können. Es hat schon etwas von Nähe und Geborgenheit, wenn man in einer vollgequalmten Bude oder Kneipe beim Bier sitzt und Skat oder Schach spielt. Vielleicht fallen mir im Verlaufe des Buchs auch noch mehr Beispiele ein. Sicher fallen auch Ihnen noch Beispiele ein, denn jeder lebt anders, genießt anders, raucht anders.

Warum schreibe ich mir und Ihnen das Rauchen scheinbar schön? Nun, weil mir dieses einseitige Rumgehacke auf dem Rauchen in den letzten Monaten seit der schrittweisen Durchsetzung der Antirauchergesetze auch ein bisschen auf die Nerven geht. Ich kenne Leute, die wollen überhaupt nicht aufhören zu rauchen. Um die geht's mir hier natürlich nicht.

Die Methode, die ich empfehle, um eine RAUCHPAUSE zu machen, ist auf wenigen Seiten beschrieben. Damit es ein ganzes Buch wird, werde ich mich bemühen, den einen oder anderen Aspekt zu diesem Thema unterhaltsam darzulegen. Letztlich ist dieses Buch kein reines Sachbuch gegen das Rauchen und soll für alle, die es in die Hand nehmen, ein Lesespaß sein.

Wie lange Sie die RAUCHPAUSE einhalten, das ist Ihre Sache. Im Idealfall bis an Ihr hoffentlich weit in der Zukunft liegendes

---

[7] S. 12

Lebensende. Was ich möchte, ist, Ihnen eine Möglichkeit vorzustellen, mit deren Hilfe Sie relativ *entspannt* aufhören können. Sie sollen beim Lesen dieses Buches entspannt sein. Sie sollen während des Aufhörens entspannt sein. Sie sollen ab jetzt eigentlich immer entspannt sein. In Wirklichkeit heißt dieses Buch nämlich: »Endlich für immer entspannt!« Aber Scherz beiseite. Für dauerhafte Entspannung gibt es sicher bessere Methoden als meine und bessere Lehrer als mich. Mein Akupunkteur hilft mir sehr beim Entspanntsein. Beim Aufhören mit dem Rauchen kann er vermutlich nicht wirklich helfen. Sich selbst konnte er jedenfalls noch nicht vom Rauchen befreien.

In der klassischen Literatur (so nenne ich jetzt mal Allen Carrs Werke und die seiner Epigonen) wird immer davon gesprochen, wie entspannt man *danach*, nach dem Aufhören ist. Aber der Weg dorthin ist gepflastert mit einer Menge von Imperativen, also Vorschriften, Aufforderungen und »Befehlen«. Ich finde die Anleitungen im Nachhinein und noch mal genauer unter die Lupe genommen reichlich unentspannt. Ich will versuchen, meine Methode für Sie ein wenig softer, netter und weniger bedrohlich zu gestalten.

Ein Aspekt meiner Methode ist der, dass Zeitpunkte und Zeit keine Rolle spielen. Oft liest man in der klassischen Literatur, der Buchschreiber habe dann und dann schlagartig aufgehört. Der Meister nennt als Datum seiner persönlichen Erleuchtung den 15. Juli 1983.[8] Man kann ja fast alles googeln heutzutage. Vermutlich finden Sie auch was über Rauchentwöhnung im Internet. Aber man kann auch ein Datum googeln. Also habe ich spaßeshalber[9] mal dieses magische Datum gegoogelt. Unter anderem kann man diesen Text finden: »Fast drei Stunden lang sendet die illegale spanische TV-

---

8 Vgl. S. 12

9 Mein Bruder hat früher immer »spaßeNshalber« gesagt und mich damit zur Weißglut getrieben, komisch nicht wahr?!

Station Televisión Comercial aus einem Kino in Barcelona. Das Programm enthält vorwiegend Aufrufe und Manifestationen von Politikern, Sängern und Journalisten zugunsten privaten Fernsehens und Erklärungen gegen das staatliche Fernsehmonopol.« Diese zufällig von mir gefundene Information, die auf den ersten Blick nichts mit mir und meinem Buch zu tun hat, war mir aber irgendwie ein Zeichen, weiter an meinem Buch zu arbeiten und gegen das Antirauch-Monopol vom Meister anzuschreiben. Soll heißen, es kann nie schaden, wenn Monopole durch Alternativen aufgeweicht und durch kleine Initiativen hinterfragt werden.

Aber weiter im Text und mit dem Thema Zeit. Viele hören zu Silvester auf. Das kennen Sie sicher. Hier nun soll es anders sein. Keine Zeitpunkte, keine Daten, keine Strichlisten. Kein Brimborium. Wobei ich das natürlich keinem verbieten will. Wenn jemand ein Kontrollfreak ist, dann soll er kontrollieren, bis der Arzt kommt. Schließlich heißt das Buch ja nicht »Endlich außer Kontrolle«.

Sie können als jemand, der eine RAUCHPAUSE macht, auch voll der militante Antiraucher werden. Wenn Sie das wünschen, bitte sehr. Das soll jeder machen, wie er's braucht. Aber ich hoffe inständig, dass Sie mit diesem Buch und dieser Methode die Sache völlig relaxed angehen können. Wenn mich einer fragt: »Und, wann hast du aufgehört zu rauchen?«, dann lautet meine Antwort: »Oh, das weiß ich gar nicht.« Das gehört nämlich zu meiner Methode dazu, nicht darüber nachzudenken, wann ich aufgehört habe und auch nicht, wie lange ich nicht rauchen werde.

Ich lege es einfach nicht fest. Es ist einfach ein Im-Hier-und-Jetzt-Sein mit dem Nichtrauchen. Mag sein, dass ich im Verlaufe unserer gemeinsamen Reise hier und da einmal esoterisch anmutende Dinge von mir gebe. Das liegt daran, dass ich mich selbst als Halbesoteriker sehe und manchen Ansatz, manche Sicht auf das Leben aus dieser Ecke ganz hilfreich finde. Aber keine Angst, ich werde Sie nicht bitten, sich mit Ihrem persönlichen Schutzengel zu verbinden oder Kontakt zu Ihrem inneren Behinderten aufzunehmen, damit Sie die Sache in den Griff kriegen. Nein, nein, das sei ferne!

Es ist nur so, dass zumindest ich diesen Kniff, bei dem Nichtrauchen nicht in Zeiträumen zu denken, hilfreich finde. Die RAUCHPAUSE soll ein bisschen funktionieren wie ein Regenschirm, den man mit sich trägt und der einen genau dort vor dem Regen schützt, wo man gerade steht oder geht. Ob es da, wo ich grad war, noch regnet, oder dort, wo ich hinkomme, regnen wird, was schert mich das jetzt in diesem Augenblick?

Vielleicht ist das ganze Buch nur entstanden, weil ich damals einen Improvisationstheater-Kurs gemacht habe, in dem es auch ständig darum ging, im Hier und Jetzt zu sein. Außerdem habe ich mich zum Zeitpunkt des Beginns meiner Rauchpause und zum Zeitpunkt des Buchschreibens sehr intensiv mit Erleuchtung beschäftigt, wo es auch sehr viel darum geht, dass wir den derzeitigen Augenblick wahrnehmen und, wenn möglich, genießen sollen.

In der Einladung für eine Theateraufführung der Kursteilnehmer nach einem solchen Improvisationstheaterkurs hieß es sinngemäß: »They enter the stage empty. They have no idea what it is going to be about or how it is going to feel. They just discover the beauty of believing in the present, accepting each moment for what it is.« Den Moment akzeptieren, so wie er ist. Wenn Sie sich angewöhnen, diesen oder jeden Moment so zu akzeptieren, wie er ist, können Sie das ja auch dazu nutzen zu akzeptieren, dass keine Zigarette da ist, die Sie eben mal schnell rauchen können. Was Sie stattdessen tun können, das erzähle ich Ihnen schon noch.

Da ich in erster Linie Kurzgeschichtenerzähler bin und kein Antirauch-Therapeut, wird das Buch hauptsächlich um mich und meine Raucherkarriere gehen. Und es wird um das Buch des Meisters gehen, mit dem ich mich in einem – zugegebenermaßen ziemlich langen – Kapitel kritisch auseinandersetze. Wer aber ungeduldig ist und jetzt gar nicht das ganze Buch lesen will, der kann natürlich gleich im Inhaltsverzeichnis nachschauen unter »RAUCHPAUSE – Die Methode«.

Für alle anderen erzähle ich zunächst ein bisschen aus meiner Vergangenheit als Raucher, von meinen Abenteuern mit dem Aufhören und vom Verlust meiner Nichtraucher-Unschuld. Wobei ich Ihnen empfehle, sich auch Ihre Erfahrungen mit dem Rauchen zu notieren. Einfach, um einen höheren Bewusstheitsgrad bezüglich der Rauchthematik für sich selbst zu entwickeln. Mein Vater erzählte immer gerne folgenden Witz: »Eines Tages konnten die Leute in der Zeitung diese Annonce lesen: ›Wie wird man Millionär? Antwort auf diese Frage erhalten Sie, wenn Sie mir schreiben und 5 Mark in den Umschlag tun!‹ Alle, die einen solchen Brief an den Mann schickten, erhielten eine Postkarte mit der Empfehlung: Machen Sie es wie ich!«

Nun brauchen Sie nicht gleich noch ein Buch zu dem Thema schreiben, es sei denn Sie hätten eine wieder noch viel bessere Idee als der Meister, seine Jünger oder ich. Aber schreiben Sie für sich selbst auf, wie es bei Ihnen zum Rauchen kam. Denn Selbstreflexion ist der erste Schritt aus der selbst verschuldeten Nikotinabhängigkeit!

Kapitel 1

WIE ALLES BEGANN

Meine ersten Erinnerungen an das Rauchen haben mit meinem Vater zu tun. Der war Raucher. Und zwar in erster Linie Pfeifenraucher. Es war die Zeit von: »Drei Dinge braucht der Mann. Feuer, Pfeife, Stanwell.«

Diese drei Dinge mochte mein Vater, genauso wie den dazugehörigen Quizmaster Hans-Joachim Kulenkampff, der damals Werbung machte für den Pfeifentabak Stanwell. Ebenso wie auch Loriot, an dessen Filmchen man sich auf YouTube noch heute erfreuen kann.

Gleich vorweg, ich will hier keinerlei Betrachtungen darüber anstellen, wie häufig statistisch gesehen Kinder von Rauchern Raucher werden. Das kann bei Bedarf und Interesse jeder für sich selbst vornehmen. In meinem Falle spielte es unterbewusst bestimmt eine Rolle.

Ich weiß jedenfalls noch genau, wie scharf ich immer darauf war, meinem Vater Feuer geben zu dürfen mit einem Streichholz. Anzünden, den herrlichen Schwefelqualm einatmen (ich rieche übrigens auch gerne Benzin, vielleicht besteht da ein Zusammenhang?), warten, bis sich das Flämmchen stabilisiert hat, und dann Vaters Saugen an der Pfeife, wobei die Streichholzflamme tief in die Pfeife reingezogen wurde. Ich hab mich immer gewundert über den gummiartigen Charakter der Flamme und darüber, dass sie bei diesem harten Ansaugen nicht ausging. Ging sie aber nicht. Dann der zufriedene Gesichtsausdruck des Vaters und der meist wohlriechende Duft des Tabakqualms. So fing das wohl an. Sonntags gab's auch mal Zigarre. In den Westpaketen war extra für Vater immer Rauchware drin. Meist Pfeifentabak, oft Zigarillos oder Zigarren, seltener Zigaretten. Vater rauchte aber alles. Ein echter Allesraucher. Für uns Kinder hatte das einen gewissen Vorteil. Denn in den Westpaketen war natürlich auch immer Schokolade drin. Die mein Vater, obwohl er Raucher war, trotzdem gerne aß. Aber mit dem Hinweis, dass er dieses und jenes zum Rauchen bekommen hätte, konnten wir seinen Anteil an den ansonsten sehr gerecht auf alle anderen Familienmitglieder aufgeteilten Süßigkeiten recht klein halten. Oder er bekam lediglich die Bitterschokolade, die außer ihm keiner aß.

Am meisten rauchte Vater Pfeifentabak. Doch der aus den Paketen allein reichte nicht aus, sodass Vater dazukaufen musste. Meist kaufte er eine gelbe Packung, auf der »Cavendish« stand, deren Tabak herrlich roch, und den mein Vater immer mit einer Apfelscheibe frisch und feucht hielt. Wenn der Tabak brannte, dann roch es nach Vanille. Ich war begeistert. Nur an der Pfeife ziehen, das durfte ich nicht. Davon würde ich mir in die Hosen scheißen, war seine Standardantwort. Schon deshalb wollte ich ziehen, weil ich wissen wollte, wer stärker war. Der Pfeifentabak oder mein Hintern. Außerdem machte die Pfeife fantastische Geräusche. Wenn man dran saugte, wenn man sie anzündete, wenn man sie ausklopfte, wenn man sie reinigte. Alles sehr sinnlich, will ich meinen, obwohl ich das Wort damals noch gar nicht kannte. Ich vermute, ich war ein kleiner Pyromane. Alles, was mit Feuer zu tun hatte, fand ich großartig.

Auf Familienfeiern griff Vater dann auch mal zur angebotenen Zigarette. Wenn ich mich aus heutiger Sicht an die Art und Weise erinnere, wie er das tat, dann tat er das mit der typischen Nichtraucher-Attitüde. Er war eben kein Zigarettenraucher. Außerdem hat er die Zigaretten, so wie alles andere, was er geraucht hat, immer nur gepafft – also nicht auf Lunge geraucht. Und so sah er auch immer ein bisschen wie eine kleine Lokomotive aus, wenn er einen Zug von der Zigarette nahm und dann den gesamten Qualm in die Stube blies. Die armen Gardinen. Mutter litt.

Meine erste Erfahrung mit einer Zigarette würde ich in den Zeitraum zwischen meinem zehnten und vierzehnten Lebensjahr einordnen. Ich habe festgestellt, dass mein Erinnerungsvermögen einen kleinen Makel hat. Ich weiß so ziemlich alles, was einmal war. Nur leider nicht, wann es war. Ich habe keine Erinnerungslinie, keinen inneren Zeitstrahl, an dem ich mich entlanghangeln könnte. Aber an Einzelheiten kann ich mich dafür umso besser erinnern, und Gesichter und Namen kann ich auch gut, auch wenn das für dieses Buch überhaupt keine Rolle spielt.

Irgendwann einmal fiel mir eine Zigarettenschachtel mit der Aufschrift »Salem No 6« in so einem Westpaket auf. Jemand in der Westverwandtschaft schickte immer Salem No 6 für Vater mit. So wie es überhaupt so war, dass bestimmte Westpakete von bestimmten Verwandten immer bestimmte Produkte enthielten. Eine Tante hieß zum Beispiel die »Nesquik-Liesel«. Sie ahnen sicher, weshalb. Ich weiß nicht mehr, wer die Salem schickte: eine schöne, grüne Packung.

Filterlose Zigaretten. Als ich eben gegoogelt habe, ob's die noch gibt, fand ich auch einen Erfahrungsbericht zu dieser nicht eben billigen »Sonntagszigarette«, und sofort spürte ich das Bedürfnis, mir so eine leckere Salem No 6 anzuzünden. Aber ich befinde mich ja in der von mir selbst gewählten RAUCHPAUSE und kann dem Verlangen gut widerstehen. Zumal hier im Café, in dem ich schreibe, alle um mich herum rauchen und mir diesen Aspekt der Gemütlichkeit abnehmen.

»Wenn er das mit dem Rauchen immer so positiv darstellt, wieso hört er dann überhaupt mit dem Rauchen auf?«, werden jetzt sicher einige zu Recht aufkreischen. Das erkläre ich doch alles noch. Damals, vor dreißig Jahren, gab es diese Hysterie noch nicht. Zum einen. Zum anderen, als Ex-Raucher, als trockener Raucher, behält man durchaus einige seiner Reflexe und Erinnerungen. Wie gesagt auch so eine Sache, die mir in der klassischen Literatur nicht gefällt, nämlich dass der Ex-Raucher immer gleich den Titel »Nichtraucher« zuerkannt bekommt. Ich nenne mich »Ex-Raucher« oder »trockener Raucher«, ganz im Sinne eines trockenen Alkoholikers. Eine einzige Zigarette kann genügen, das Karussell wieder in Schwung zu bringen. Das weiß ich wohl. Nikotin macht extrem schnell abhängig. Kann man alles nachlesen. Andererseits wird stets behauptet, dass die körperliche Abhängigkeit zu vernachlässigen sei. Denn schließlich könne jeder Raucher eine Nacht durchschlafen, ohne zu rauchen. Aber erstens gibt es tatsächlich Raucher, die nachts aufwachen und zur Zigarette greifen. Und zweitens gibt es auch Süchtige mit anderen Abhängigkeiten, die nachts trotzdem gut schlafen. Es ist alles ein bisschen widersprüchlich. Wie soll sich da der Laie zurechtfinden? Was genau macht wie dolle süchtig? Wie ist das Verhältnis der körperlichen Abhängigkeit zur psychischen? Wenn Sie das interessiert, dann lesen Sie Fachliteratur oder surfen Sie mal ein bisschen bei Wikipedia vorbei. Nikotin gehört auf der einen Seite zu den Substanzen mit dem höchsten Suchtpotenzial. Auf der anderen Seite ist der körperliche Entzug von der Droge selbst ohne großen Aufwand und Schaden zu überstehen. Das Problem ist hauptsächlich der *Nucleus accumbens*, das Sucht- oder Belohnungszentrum in unserem Vorderhirn. Da ist irgendwie in einer Endlosschleife eingefräst, egal ob uns was Schönes oder was nicht so Schönes widerfahren ist oder widerfahren wird: »Jetzt erst mal ne Zigarette! Jetzt erst mal ne Zigarette! Jetzt erst mal 'ne Zigarette! Jetzt erst mal 'ne Zigarette! Jetzt erst mal 'ne Zigarette! Jetzt erst mal 'ne Zigarette!« Vermutlich arbeitet der *Nucleus accumbens* mit copy and paste.

Ich weiß, dass es nicht einfach ist aufzuhören, selbst wenn man es will, weil man gesundheitliche Probleme fürchtet. Und diese Furcht ist durchaus begründet, wie wir alle wissen. Aber dieses Buch will nicht mit Angst arbeiten – Bangemachen güldet nicht.

Höchstens vielleicht hier und da ein bisschen. Unterschwellig. Mein Vater ist übrigens achtundachtzig geworden und hat bis zu seinem achtzigsten Lebensjahr den Hammer geschwungen in seiner Schmiede. Er wäre sozusagen einer von diesen Onkels, von denen jeder Raucher einen kennt, die immer geraucht haben und trotzdem steinalt geworden sind. Aber mein Vater hat geschummelt und nur Pustebacke geraucht. Und sich immer viel bewegt. Und jeden Tag einen Apfel gegessen. Und jeden Tag einmal laut gebrüllt. Und jeden Tag jemandem einen Witz erzählt. Und nach dem Abendbrot immer einen Weinbrand getrunken.

Doch zurück zu Vaters Salem. Eines schönen Sonntags, vermutlich nach dem Mittagessen und anlässlich zu Werner Höfers Internationalem Frühschoppen, rauchte er also so eine Zigarette. Wenn ich mich recht erinnere, dann haben die »sechs Journalisten aus fünf Ländern« auch immer gehörig die Bude vollgequarzt. »Papa, darf ich mal ziehen?«, hatte ich ihn schon oft gefragt. Aber er wies mich natürlich normalerweise immer auf die Gefahr der beschleunigten Verdauung hin. Doch diesmal durfte ich. Vermutlich wollte er meiner Quengelei ein möglichst schnelles Ende setzen, denn beim Fernsehen wollte er nun ganz und gar nicht gestört werden. Das habe ich geerbt von meinem Vater, dieses völlige Versinken im Fernsehprogramm. Nichts mehr hören und sehen links und rechts. Keinesfalls gestört werden, um nur ja kein Wort zu verpassen. An dieser Stelle könnte ich auch auf eine weitere Sucht zu sprechen kommen, unter der ich leide, bzw. die ich einfach habe: Ich bin fernsehsüchtig. Deshalb habe ich auch noch nie einen Fernseher besessen. Ich würde zu nichts anderem mehr kommen. Sitzen, kucken, glücklich sein. Das ist bis heute so, und bis heute kann ich diese Sucht gut im Zaum halten durch das Nichtvorhandensein eines Fernsehers in meinem Haushalt. Dafür schaue ich natürlich bei fremden Leuten, wenn ich wo zu Besuch bin, so lange, bis einer ausmacht oder ich losmuss. (Und wehe, einer redet währenddessen.)

Aber gut. Bleiben wir beim Rauchen. Ich zog an der Salem. Nur ein bisschen. Sicher nur Pustebacke. Mir wurde etwas schwummrig zumute. Aber mir wurde nicht schlecht, und ich machte mir nicht in die Hose. Ich glaube, der Reiz, dies überhaupt machen zu wollen, lag hauptsächlich darin, etwas zu tun, was sonst eben nur die Erwachsenen durften.

Und da Vater tatsächlich nur selten und wenige Zigaretten rauchte, blieben die Salem neben dem Aschenbecher auf dem Rauchtischchen liegen. Eines Tages war außer mir niemand weiter im Haus. Plötzlich übermannte mich der Gedanke, unentdeckt, nur für mich, eine ganze Zigarette ganz alleine aufzurauchen. Alles war da. Streichhölzer, Aschenbecher, die Zigaretten. Salem No 6 in der hübschen, grünen Packung, die aufgerissen war und bei der es wohl kaum auffallen würde, wenn eine Zigarette fehlte.

Ich weiß noch, wie ich eine Art Erektion bekam, die nicht sexueller Provenienz zuzuschreiben war. Vermutlich kam es dazu, weil ich insgesamt so erregt, so aufgeregt war, weil ich heimlich etwas Verbotenes tat. Machte ich ja sonst nie. Man möge es mir glauben oder nicht. Aber ich war meine gesamte Kindheit und Jugend über ein frommer Christ, der wirklich nicht oft vom Pfad der Tugend abwich. Lediglich meiner Omi stahl ich oft ihre Schokoladenvorräte weg. (Ja, ich bin auch schokoladensüchtig. Und ich habe es zu großer Fertigkeit darin gebracht, eine Schokoladentafel auszupacken, die Schokolade zu stehlen und dann das Papier wieder so zu falten, dass die leere Verpackung wie eine echte Tafel Schokolade aussieht. Allerdings war es dann jedes Mal sehr unschön, wenn die Oma sich entschloss, mir diese Tafel zu schenken ... »Du alter Gauner!«, sagte sie und griff seufzend in ihr abgegriffenes, schwarzes Omi-Portemonnaie, und ich durfte mir aus dem Konsum eine Tafel Ostschokolade holen.)

An allzu viele Einzelheiten meiner Erstbeweihräucherung erinnere ich mich nicht mehr. Der Schwefelgeruch des Streichholzes gab eine gute Einstimmung. Dann vielleicht ein paar Züge. Sicher auch nicht auf Lunge. Von Lungenzügen wusste ich damals bestimmt noch nichts. Die Erektion ließ nicht nach. Das war mir dann wohl irgendwie komisch. Außerdem schmeckte die Zigarette nicht wirklich herausragend. Schnell drückte ich sie wieder aus und entsorgte die Kippe unauffällig im Müll, die Erektion sich von allein.

Kurz und gut. Es war eins der aufregendsten Erlebnisse meiner frühen Jahre, aber, Damen und Herren, ich wurde damals und dadurch nicht zum Raucher.

Kapitel 2

DIE ZIGARETTE KEHRT ZURÜCK

Von bereits erwähnter Westverwandtschaft bekam ich hin und wieder auch Westgeld geschenkt.

Wir befinden uns jetzt am Anfang der Achtzigerjahre. Ich war etwa siebzehn oder achtzehn und ging zur Erweiterten Oberschule, was in der DDR dem Gymnasium entsprach. Ich befand mich also im Besitz von Devisen und in einer Phase, in der ich mir davon keine Süßigkeiten mehr kaufte. (Das hat vor allem mit meinen Zähnen zu tun. Mit fünfzehn etwa zählte ich mal meine Plomben und stellte fest, dass es schon sieben waren. Eine kleine Hochrechnung ergab, dass ich bald völlig verplombt sein würde. Ich hatte mal gehört, dass man dann Gefahr lief, mit all dem Metall im Mund, Radio empfangen und hören zu können. Das wollte ich nicht. Und so stellte ich den Konsum von Zucker, Süßigkeiten, Kuchen und sonstigem Naschwerk für die nächsten Jahre vollkommen ein.)

Ich rauchte nicht, ich trank nicht, lediglich der Besitz eines Mopeds verhalf mir zu einigem Ansehen innerhalb des Klassenkollektivs. Eines Tages schlenderte ich durch die Kreisstadt, es war herrliches Frühlingswetter, ich hatte aus irgendeinem Grund ein paar D-Mark einstecken und betrat den Intershop. Vielleicht, weil ich den Duft so mochte. Westpakete und Intershop rochen einfach viel besser als so manches, was man sonst riechen konnte in der DDR. Was könnte ich mir denn mal kaufen, dachte ich so bei mir. Vielleicht stand am Abend eine Fete an. (Wir haben damals tatsächlich »Fete« gesagt.) Vielleicht stand auch eine Klassenfahrt bevor.

Ich weiß es nicht mehr. Was ich noch weiß, ist, dass ich schon lange, bevor ich den Namen Rüdiger Nehberg überhaupt gehört hatte, so etwas wie ein Survival-Fan war. Schon als kleiner Junge hatte ich immer einen Rucksack oder eine praktische Tasche zum Umhängen, oft sogar selbst genäht, voll mit nützlichen Utensilien unter meinem Bett griffbereit: Taschenmesser, Streichhölzer, Kerzen, Bindfaden, Kompass, Schokolade, Schmerztabletten, Tabletten gegen Durchfall, Trockenspiritus. Ich dachte immer, dass ich das alles brauchen würde, falls mal was ist. Oft unternahm ich dann Wanderungen auf den Feldwegen zwischen den Dörfern und Äckern der Magdeburger Börde, meiner Heimat. Gut ausgerüstet. Und dieser Wahn, gut ausgerüstet sein zu müssen, mischte sich vielleicht mit den gesehenen und gehörten Legenden, die sich so um die Zigarette rankten. Eiserne Ration. Nichts mehr zu Essen, aber noch Zigaretten. Zigaretten gegen den Hunger. Zigaretten zum Wachbleiben, wenn man das Lager bewachen muss. Die Krankenschwester, die dem beidseitig beinamputierten, blinden Soldaten ohne Arme, dem ein Granatsplitter die Nase weggerissen hat und der bald stirbt, im Lazarett noch eine Zigarette hinhält oder sie sogar mit ihm teilt. Das waren Bilder. Stark wie filterlose Zigaretten. Dazu kam diese praktische Größe der Päckchen, die fast überall reinpassten. Und die Zigaretten erinnerten auch irgendwie an Munition. Man konnte sie gut und sicher am Körper verstauen.[10] Dann fühlte man sich offenbar auch gut und sicher.

---

10 Ich musste bei der Überarbeitung dieses Buches das Wort »verstauen« korrigieren. Vorher stand da »verstaunen«. Ein Schreibfehler, sicher. Aber was für ein Wort! Was für ein Verb. Ein Tu-Wort. »Das musste ich erst mal verstaunen!«, wenn einem etwas Überraschendes passiert oder begegnet ist. Oder als Vorstufe von Verlieben: »Du, ich glaube, ich habe mich in dich verstaunt, Erika!«

Man hatte alles dabei, für den Fall, dass ... Man kann ja nie wissen. Mein Vater hat übrigens seine Zigaretten, die er nach dem Krieg in englischer Gefangenschaft erhielt, immer gegen Essen eingetauscht. Ich glaube, damals hat er noch nicht geraucht. Oder er war schon damals so klug zu wissen, dass Essen wichtiger ist für den Körper als Rauchen. Aber mir fällt auch gerade ein, dass in den alten Filmen diejenigen, die sich Zigaretten ansteckten, immer irgendwie pfiffig oder cool oder überlegen aussahen. (Ob damals auch schon die Zigarettenindustrie dahintergesteckt hat?) Dieses Heldenhafte, Überlebensmäßige und Kameradschaftliche ging mir vielleicht durch den Kopf, als ich mir im Intershop in Haldensleben meine erste Schachtel Zigaretten kaufte. Es waren Reyno. Im grünen Softpack. Auch die gibt's heute immer noch. Ist schon erstaunlich, wie lange sich Zigarettenmarken halten. Bestimmt alles ausgeklügelte Psychologie der Hersteller. Reyno, das sind Menthol-Zigaretten. Ich glaube, die hatten sogar einen weißen Filter. Ich kaufte das Zeug und fühlte mich total männlich. Alle anderen in meiner Klasse, die ich für sehr männlich hielt, rauchten natürlich auch. f6, Cabinet, Semper, Alte Juwel, die natürlich nur Juwel hießen, aber »Alte Juwel« genannt wurden wegen der Neuen Juwel, die aber Juwel 72 hießen und »Schweine-Camel« genannt wurden. Mann, das war wirklich ein Mistzeug, diese Neue Juwel. Hab ich später, während meiner Zeit bei der NVA, alles ausprobiert. Pfui Spinne. Ich erinnere mich gerade daran, dass unser Dorfpfarrer die immer geraucht hat. Juwel 72 waren wohl auch etwas preiswerter als die herkömmlichen Sorten, die alle 3,20 DDR-Mark gekostet haben. Club kostete 4 Mark. Duett 6 Mark. Der Pfarrer brachte das Kunststück fertig, in der sogenannten Fastenzeit keine Zigaretten zu rauchen. Kaufte sich aber trotzdem jeden Tag seine Schachtel. Als ich ihn fragte, wofür, erklärte er mir, dass er sich nach der Fastenzeit für die Enthaltsamkeit damit belohne, dass er zwei Schachteln am Tag rauchen dürfe. Ich kam ins Grübeln. Wenn sich der evangelische Herr Pfarrer für das bisschen Enthaltsamkeit schon so reichlich belohnte, wie mochten sich dann erst die katholischen Herren Pfarrer für ihre dauerhafte Enthaltsamkeit dem Weibe gegenüber entlohnen? Inzwischen weiß ich es, weiß es die Öffentlichkeit und wissen auch Sie es. Darüber könnte ich ja auch stundenlang lästern, über die Brüder. Aber das sollen andere an anderer Stelle machen. »Augen auf beim Eierkauf!«, wie der Sohn einer Freundin gerne sagt.

Ich jedoch lief die Hagenstraße, die Haupteinkaufsstraße von Haldensleben, entlang und rauchte Reyno. Glücklich, frei, mutig, weltmännisch, männlich. »Cool« haben wir damals nicht gesagt. »Gefetzt« hat das. Möglicherweise habe ich mir irgendwann noch eine Schachtel geholt. Ich weiß es nicht mehr. Gemocht habe ich die Zigaretten sicher bloß wegen des Menthols. Die Zigaretten, die die anderen so rauchten, wollten mir partout nicht schmecken. Vielleicht lag es auch daran, dass ich zu der Zeit keinen Alkohol trank. Das sind zwei ganz schöne Kumpels, die Zigarette und der Alkohol. Das möchte ich an dieser Stelle ruhig schon mal deutlich sagen. Aber wenn ich das sage, dann sage ich gleich noch ein bisschen mehr: Es ist sicher für die meisten Betroffenen schwieriger, von der Alkoholsucht loszukommen, als mit dem Rauchen aufzuhören. Aber trotzdem ist es meines Erachtens auf Dauer sicher nicht so gefährlich, jeden Tag eine Flasche Bier zu trinken, wie eine Schachtel Zigaretten zu rauchen. Aber viele tun ja sehr gerne auch beides. Trinken und rauchen. Das macht ja erst richtig Spaß, wenn man es zusammen betreibt. Und wenn man sich daran erst mal gewöhnt hat, dann ist es kein Kinderspiel mehr, damit wieder aufzuhören. Weder mit dem einen noch mit dem anderen. Und nicht mehr rauchen, aber weiter trinken, das will gelernt sein. Doch dazu soll dieses Buch beitragen: zu lernen, auch ohne Zigaretten die schönen Dinge des Lebens zu genießen. Obwohl ich es selbstverständlich völlig in Ordnung fände, wenn Sie eine Zeit lang auf alle Gifte und Laster und Leckerschmecker verzichten täten. Das auszuprobieren, ist ein Abenteuer ganz eigener Art. Sei's drum, deshalb haben Sie sich dieses Buch nicht gekauft. Sonst hätten Sie ja zu dem Buch »Endlich Asket!« gegriffen.

Fazit: Als ich mir mit siebzehn oder achtzehn diese Reynos kaufte und sie rauchte, wurde ich nicht abhängig. Weshalb, kann ich nicht sagen. Vielleicht weil ich zu jener Zeit von einem ausgesprochen starken Glauben an Gott geprägt war. Sodass ich mir über die Zigarette keine große Anerkennung holen musste. Die bekam ich ja von Gott und indirekt von meinen Lehrern und der Schulleitung. Für die war ich nämlich von dem Augenblick an, als ich bei einer Befragung über unsere angestrebte Karriere bei der Nationalen Volksarmee öffentlich mitteilte, dass ich Bausoldat werden, also den Wehrdienst mit der Waffe verweigern würde, ein Aussätziger. Ab da war ich erst mal Märtyrer. Und als Märtyrer konnte ich offenbar ganz gut auf Zigaretten verzichten.

Kapitel 3

FAHRRADDIEBSTAHL UND ZIGARETTE

Die NVA, die Krankenschwester und die Sucht sind die Dinge, über die ich jetzt eigentlich schreiben wollte, geneigter Leser, aber ~~da ich weder weiß, ob dieses Buch jemals einen Verlag findet, noch ob es jemals ein Lektor in die Hand und vor die Augen bekommt, um mein Elaborat ... na, Sie wissen schon ... und ich letztlich nicht weiß, ob diese Zeilen hier jemals einen Leser finden werden, kann ich jetzt durchaus auch mal ein bisschen kraut-und-rübenmäßig durcheinander schreiben. (Jetzt beim Überarbeiten weiß ich natürlich längst, dass das Buch im Frühjahr 2014 erscheint und der Lektor es schon nächste Woche in der Hand vor Augen haben wird. Aber sei's drum, er kann ja rausstreichen, was ihm zu abwegig anmutet.)~~[11] das Leben verläuft nicht immer linear, wie Sie wissen. Um nun den eigentlichen Beginn meiner Zigarettensucht genauer beschreiben zu können, wollte ich mir meine alten Tagebuchaufzeichnungen aus dem Krankenhaus, wo alles begann, noch einmal durchlesen. Im Sommer 1985 war das. Ich setzte mich also mit den alten Heften hin und begann zu lesen. Und ...

... musste feststellen, dass genau diese Passage fehlt. Da muss ich also demnächst die Erinnerung strapazieren. Aber jetzt bin

---

11 Diese Passage ist zu abwegig. Bitte streichen. (Anm. d. Lektors)

ich erst mal strapaziert, denn ich habe heute eine typische Rückfallsituation erlebt: 13:30 Uhr. Es klingelt. Ich gehe an die Wechselsprechanlage. Jemand will für jemanden einen Schlüssel einwerfen. Nun gut. Das gibt's ja. 13:45 Uhr. Ich verlasse meine Wohnung, um eine Besorgung zu machen. Behördenkram mit Aufsuchen der Behörde. Und was muss ich unten im Hausflur feststellen: Die Schlüsselsau hat mein Fahrrad geklaut. Ausgerechnet meins. Seit zwölf Jahren wohne ich in dem Haus. Seit zwölf Jahren bin ich der Einzige, der sein Fahrrad immer hinten im Hof am Fahrradständer anschließt. Alle anderen schließen ihr Fahrrad nur am Hinterrad an und lassen es im Hausflur stehen. Noch nie wurde ein Fahrrad gestohlen. Anlässlich des Scheißwetters hatte ich also beschlossen, auch mein Fahrrad einfach mal im Hausflur stehen zu lassen. Pustekuchen. Ausgerechnet mein neu gekauftes, gebrauchtes, in seiner Hässlichkeit wunderschönes Zweitfahrrad sucht sich die Klausau aus, und das Schloss liegt noch da mit den Spuren der Gewalt. Das nennt man wohl hilflose Wut, was ich da verspürte. Da will man einen Schnaps. Da greift man auch schnell mal wieder zu so einer, einer, einer ... na, zu so, so, so ... zur Zigarette eben. Gerade auch, wenn man justament erst aufgehört hat. Da ist man noch nicht so stabil innerlich. Da ist die Erinnerung an die Stressbewältigung noch sehr frisch. Und so war's ja bei mir auch. Aber ich habe nicht zur Zigarette gegriffen. Weshalb nicht? Anstatt zur Zigarette zu greifen, greife ich mal ein bisschen vor. Schließlich sind solche methodischen Bücher, mit deren Hilfe der Leser irgendwas erlernen soll, ohnehin meist sehr redundant: Es kommen Wiederholungen vor. Ob die immer nötig sind? Tja. Aber schließlich heißt es ja »Wiederholung ist die Mutter allen Lernens«. Wegstreichen kann ich ja immer noch, oder der Lektor macht das. Diese Lektoren sind ja immer so extrem motiviert. Da muss man aufpassen wie ein Schießhund[12],

---

[12] Ob Sie's glauben oder nicht: Im Manuskript stand hier »Scheißhund«. (Anm. d. Lektors)

dass die einem da nicht zu sehr reinpfuschen ins Schreibwerk. Und dann gibt's Streit, dann Tränen, dann fühlt sich der Autor missverstanden – ja nachgerade verkannt! Nicht ernst genommen in seinem Sprachduktus. Und zack, greift er wieder zur Zigarette. Und wer ist schuld? Stellen Sie sich doch mal den Skandal vor, wenn das Buch wirklich gedruckt wird und dann rauskommt, Ebeling raucht wieder. Aber weil ich ja dem Verlag dankbar sein muss, dass er das Buch gedruckt hat und mir vielleicht auch die eine oder andere Eurone rübergeschoben hat, kann ich ja nicht dem Lektor die Schuld in die Schuhe schieben. Ich schreibe mich hier grad um Kopf, Kragen und Verlag. Aber ich wollte ja nur andeuten, dass mir in diesem Buch Wiederholungen gerechtfertigt scheinen. Und die, die zu viel sind, streicht dann der Lektor raus. Genüsslich an seiner Zigarette saugend. Lektoren und Krankenschwestern, ich kann Ihnen sagen ..."[13]

Da ich seit fast einem Vierteljahrhundert Raucher bin, bin ich natürlich kein Neuling auf dem Gebiet des Aufhörens. Im Sommer 2008 habe ich die Methode für mich entwickelt, mit deren Hilfe ich die RAUCHPAUSE einlegen konnte. Das hat sehr gut geklappt. Sofort kam mir die Idee, darüber ein Buch zu schreiben beziehungsweise die Methode Freunden und Bekannten anzubieten. Zunächst jedoch wurden meine Methode, mein Erfolg und mein Aufhören belächelt und bezweifelt. Niemand glaubte mir, dass ich erfolgreich mit einer von mir für mich erfundenen Methode mit dem Rauchen aufgehört hatte. Für meine Freunde wie auch meine Kaffeehauskollegen war es lediglich einer meiner je und dann unternommenen und vom Scheitern gekrönten Versuche, mit dem Rauchen aufzuhören, weil ich etwas stärker als andere vom Raucherhusten geplagt war. Die Schilderungen meiner Methode stießen zwar immer auf reges Interesse, aber mir wurde klar, dass ich diese Methode zumindest ein zweites Mal austesten musste. Ansonsten hätte ich keine wirkliche Ge-

---

[13] Der Lektor raucht übrigens erst seit diesem Buch. (Anm. d. Lektors)

wissheit. Wenn ich es ein zweites Mal genauso mühelos schaffte, dann wäre das zwar immer noch keine Wissenschaft. Das wäre dann immer noch subjektiv. Aber dem Physiker und Radikalen Konstruktivisten Heinz von Foerster zufolge gibt es ohnehin keine objektive Realität. Ausnahmslos jede Wahrnehmung sei subjektiv. Und damit sind wir ja schon fast bei dem buddhistischen Dreiklang: Aller Klang ist Mantra, alle Form ist reine Leere und alles Leid ist Unterweisung. Oder wie der leider viel zu früh verstorbene Kollege Michael Stein immer zu dem Kontrolleur zu sagen pflegte, wenn er in der U-Bahn seinen Fahrschein zeigen sollte: »Ich bin Buddhist, und Sie sind eine Illusion.« Also lassen wir die Wissenschaft mal außen vor – vor dem Tor der Erkenntnis.

Aber zweimal mit Hilfe einer Methode aufzuhören, ist immerhin doppelt so oft aufhören, wie es die Gurus der klassischen Antiraucherliteratur getan haben. Die haben einmal aufgehört, und damit basta. Und was im Falle eines Rückfalles passiert, das spielt für die im Prinzip gar keine Rolle. Vielleicht werden die auch nie wieder rückfällig. Das ist jedem Raucher, der aufhört, nur zu wünschen. Doch die Realität sieht anders aus, Herrschaften! Sie trägt zum Beispiel eine Brille und sitzt mir in meinem Café schräg gegenüber. Allen Carr gelesen. Ein Jahr nicht geraucht. Dann rückfällig geworden. Alkohol. Es passiert vor unserer Haustür, Leute, wir dürfen nicht die Augen davor verschließen!

Ich begann also wieder zu rauchen. Mit Absicht. Ein komisches Gefühl, ehrlich gesagt, *mit Absicht* wieder rückfällig zu werden. Einerseits natürlich auch Freude darüber, noch einmal in diese Niederungen menschlicher Laster und Süchte hinabsteigen zu dürfen. »Qualmgebiete« würde Charlotte Roche dazu sagen. Andererseits natürlich auch die leichten, nagenden Zweifel spürend, ob es mir ein zweites Mal gelingen würde, mithilfe meiner Methode von den Zigaretten wegzukommen. Nachdem ich ein paar Wochen noch mal richtig zugelangt hatte, stellte ich meine inneren Lauscher auf nach einem geeigneten Zeitpunkt zum Aufhören. Das Themenfeld »geeigneter Zeitpunkt« wird auch unterschätzt.

Da kann man sich auch beim besten Willen vertun. Aber immerhin befinde ich mich jetzt, wo ich das hier schreibe, wieder in der RAUCHPAUSE. Weshalb ich selbst in dieser Stress- und Sondersituation mit dem geklauten Fahrrad nicht wieder angefangen habe, das hat auch mit der schon angekündigten »Esoterik« zu tun. Die in dem Fall aber keine ist. Es klingt höchstens ein wenig danach. Aber was ist auszusetzen an Stressbewältigungsmethoden? Und jedes Verlangen nach einer Zigarette ist eine solche Stresssituation. Sei sie auch noch so kurz.

Ich nenne mal ein paar Stichworte: Atmung, Im-Hier-und-Jetzt-Sein, Körpergefühl. Zusätzlich zu der Methode, die eine Art Autosuggestion darstellt, atme ich einfach immer ganz tief, meist hörbar ein. Bis zum Anschlag, bis in die Lungenspitzen, bis der Bauch sich wölbt und die Rippen knacken, um dann die Luft mit einem Ruck wieder rauszulassen und dabei den starken Druck der Luft, deren enorme Kraft zu spüren. Dann atme ich normal, aber bewusst weiter. Gleichzeitig gehe ich ganz bewusst. Sprich, ich konzentriere mich auf meine Füße, um meine Existenz, mein Sein, meine Wahrnehmung vom Kopf mit seinen vielen Gedanken in die Füße zu verlagern. Ich laufe so, dass ich mich beim Gehen mit meinen Zehen regelrecht vom Boden abdrücke. Genaueres dazu später im Kapitel »RAUCHPAUSE – Die Methode«. Meine Füße können nicht denken. Und das ist auch gut so. Im August 2008 habe ich bei Sten Rudstrøm »Action Theater« trainiert. Das ist eine sehr abstrakte Form des Improvisationstheaters, die einem helfen soll, die innere und äußere Aufmerksamkeit gleichzeitig und gleich stark zur Verfügung zu haben. Dazu muss man Gedanken, Gefühle und Körperbewusstsein synchronisieren, also gleichwertig, gleich intensiv sein lassen. Das alles hilft, in ein Hier und Jetzt, in den gegenwärtigen Moment zu kommen und dort zu bleiben. Und wenn man das kann, selbst wenn man das nur übt, dann schaltet sich das Denken beziehungsweise das uns beherrschende Gedankenkarussell erst einmal ab. Damit kann man auch den Gedanken an eine Zigarette abschalten. Weil Zigaretten ja einerseits eine (schöne) Erinnerung sind, die der Vergangenheit angehört und andererseits die Wunschvorstellung, sich eine Zigarette zu besorgen und zu rauchen, in der Zukunft liegt, kann mich die Zigarette so lange nicht behelligen, wie ich mich im Hier und Jetzt, im gegenwärtigen Augenblick befinde. Wenn ich mich also durch diese Übungen kurz ins Jetzt katapultiere, so wie wenn man bei einem Pferd, das in die falsche Richtung zu hoppern gedenkt, am Zügel zieht, dann bin ich in Sekundenschnelle weg von jeglichem Gedanken an eine Zigarette. Zuerst habe ich mich mit diesen atem- und körperbetonten Übungen also von der Grübelei über den Fahrraddiebstahl weggebracht. Und damit verschwand auch automatisch die Trost- oder Belohnungsfantasie von der Zigarette. Aber das ist Übungssache und ist vielleicht am Anfang nicht so einfach, wie es hier aussieht. Deshalb folgt ja auch im Verlaufe dieses Buches das Kapitel »RAUCHPAUSE – Die Methode«. Aber trotzdem, nicht nur der Wiederholung wegen, sondern auch um Ihre Zuversicht und Ihr Selbstbewusstsein zu stärken, behaupte ich, dass es ganz einfach ist, im Hier und Jetzt zu sein. Genauso wie es einfach ist, mit dem Rauchen aufzuhören. Da hat Allen Carr nun mal vollkommen recht. Das Problem ist lediglich, dass wir es schwer *finden*, mit dem Rauchen aufzuhören. Falls Sie Schwimmer sind, wissen Sie, dass Schwimmen sehr einfach ist. Aber dann wissen Sie auch, dass es nicht so einfach ist, dies einem Nichtschwimmer glaubhaft zu machen. Und schon gar nicht einem Nichtschwimmer, der grad ins Wasser gefallen ist. Da braucht es schon eine Menge Übung, um im Hier und Jetzt zu sein. Die meisten Leute würde Panik befallen in so einer Situation. Dabei muss man noch nicht mal schwimmen, um nicht unterzugehen. Man muss sich nur so drehen, dass immer der Kopf oder zumindest der Mund aus dem Wasser ragt, und dann: Atmen. Doch normalerweise kann man das erst ausprobieren, wenn man schon schwimmen kann. Ich bin zwar kein Zen-Buddhist, eher ein Zen-Sibel, aber es gibt viele schöne Geschichten aus dem Zen. Zum Beispiel die von dem Mann, der auf einem Hochplateau spazieren geht und dann merkt, dass er von einem Tiger verfolgt wird. Er läuft auf den Abgrund zu. Kommt an der Kante ins Rutschen und kann sich im letzten Augenblick an einer Wurzel festhalten. Über ihm der Tiger. In diesem Moment erblickt er an einem Strauch eine wilde Erdbeere. Er pflückt sie, nimmt sie in den Mund und ruft aus: »Wie köstlich, diese Erdbeere!« Das heißt, im Augenblick leben. Und sollte der Tiger das Verlangen nach einer Zigarette sein, dann löst sich dieses meist schon nach sehr kurzer Zeit in Luft auf. Sie müssen nur einen Weg finden, sich für einen Moment lang an einer köstlichen Erdbeere zu erfreuen. Und wo Sie *die* herkriegen, *das* werde ich Ihnen zeigen.

Kapitel 4

DIE NVA, DIE KRANKENSCHWESTER UND DIE SUCHT

Nun aber wirklich. Eingezogen zum Wehrdienst ohne Waffe wurde ich 1984 als junger, frommer Christ, der nicht rauchte und nicht trank. Das allerdings sollte sich bald ändern. Den Sommer 1985 verbrachte ich in der Militärmedizinischen Akademie von Bad Saarow. Weshalb hatte es mich damals in die sogenannte »Lepra-Kompanie« verschlagen, auf die Insel der Verschorften, Verpickelten und Verfärbten? Ganz einfach. Fußpilz. Dieses tapfere Völkchen, das sich auch von den Kommunisten nicht unterkriegen ließ. Im Gegenteil, an vorderster Front, im blank gewichsten Soldatenstiefel, richtete es seine Kommandozentrale ein, von wo aus es dem braven Landser erst in die Zehenzwischenräume und von da aus hochkroch Richtung ... na, lassen wir das. Der widerlichste Feind des Warschauer Vertrages war unsichtbar und hatte seine mobilen Gefechtsstände in Millionen von ledernen Fußgaragen der sozialistischen Kämpfer. Im Gegensatz zum Motto des gemeinen Soldaten war seine Kampfparole vermutlich nicht: »Ich diene der Deutschen Demokratischen Republik!«, sondern: »Ich bediene mich am Epidermis-Büffet der Deutschen Demokratischen Republik.« Ich habe so ziemlich alles gesehen damals auf der »Haut«, wie wir unsere Station liebevoll nannten, was Pilze mit Menschenhaut machen können. Das war wirklich nicht lecker.

Ich war aber nicht in erster Linie wegen Fußpilz in Bad Saarow, sondern wegen einer Allergie gegen ein Fußpilzmittel. Die DDR-Antimykotika, die so knapp wie wirkungslos waren, hatten alle einen kleinen Warnhinweis, an den ich mich erst erinnerte, als es damals bereits zu spät war. »Nicht der direkten Sonneneinstrahlung aussetzen!« Im Winter kein Problem. Das kam erst im Sommer. In Ermangelung von Wattestäbchen – ja, diese Episode soll auch daran erinnern, dass ein Teil des oft beschworenen Charmes der DDR eben darin bestand, dass es viele Dinge einfach nicht gab – schmierte ich mir das Zeug immer mit den bloßen Fingern zwischen die Zehen. Darüber dicke, graue Arbeitsstrümpfe, dann schwere Stiefel. »Guten Appetit, ihr kleinen Racker!«, wünschte ich meinen persönlichen Parasiten, denn ich wusste ja, dass sie mit dazu beitragen würden, dass eines Tages der Ostblock zusammenbrechen würde. Auf der Baustelle war es heiß. In den Pausen entledigten sich die Genossen ihrer ohnehin ungeliebten Uniformjacken und der schweren Knobelbecher, um die E-Sonne zu genießen. (Das »E« stand für »Entlassungskandidat«. Der »E« stand ganz oben in der Hierarchie.) Die Sonne, die uns an Entlassung und Freiheit erinnerte. Ich bin ja nicht so ein Sonnenanbeter, aber einmal tat ich es den Kameraden nach, zumal auch ein Lüftchen wehte, mit dem ich die Pilze mal gehörig Mores lehren wollte. Barfuß suchte ich nach einer geeigneten Stelle zum Abducken. Nickerchen in der Sonne. Als ich nach einer Stunde aufwachte, war es passiert. Ich bekam einen Riesenschreck und sah auch aus wie einer. Also, wie *Shrek*, obgleich ich den damals noch gar nicht kannte. Damals hatte ich eher das Gefühl, von einem bösen Offizier in einen Hefeteigtroll verwandelt worden zu sein. Hände und Füße waren auf ihre dreifache Größe angeschwollen. Ich sah sagenhaft unförmig aus. Weder Arbeitshandschuhe noch Stiefel wollten mir länger passen. Die Kameraden schulterten mich, trugen mich wie einen von ABC-Waffen entstellten Gefallenen von der Baustelle und warfen mich auf die Pritsche eines W50-Lkw. Der brachte mich zum Sanitätsgebäude der Kaserne, während ich unaufhörlich vor mich hin schwoll. Mit einem Bagger wurde ich vorsichtig abgeladen und vor die Tür gelegt. Vor die Tür, weil man Angst hatte, dass die Schwellung sich so ausdehnen könnte, dass man mich nicht mehr aus dem Haus rausbekäme. Ich schwoll und schwoll und schwoll, und eine Stunde später wurde ich mit einem Schwerlasttransporter nach Bad Saarow gefahren. (Zugegeben, ich habe hier ein bisschen übertrieben – als hauptamtlicher Geschichtenerzähler darf ich das doch wohl mal –, aber angefühlt hat es sich so. Ganz schlimm. Wirklich.)

Zuerst wurde ich beziehungsweise wurden meine Schwellkörpergliedmaßen fotografiert, um diese unglaubliche Hauterscheinung zu dokumentieren. Wer weiß, vielleicht lassen diese Fotos in Fachbüchern noch heute die Herzen junger Dermatologiestudentinnen höherschlagen. Dann wurde ich in ein Zimmer einquartiert. Ich war der Fußpilz, die anderen waren Pustel, Tripper und Hornhaut. Ich will die Krankheitsbilder nicht weiter ausführen. Jedenfalls waren wir zu viert. Der Tripper wechselte jede Woche. Hornhaut, Pustel und ich waren Dauergäste. In jener Zeit versuchte ich, Skat zu lernen, und trank großzügig bemessene Portionen Alkohol, den wir durch unerlaubtes Entfernen vom Krankenhausgelände einschmuggelten. Doch ehe ich ins Erzählen komme, will ich zum Thema zurückkehren. Obwohl ...? Na, ein bisschen was möchte ich an dieser Stelle doch noch erzählen. Über den Kameraden Pustel: Unser Päckchen zu tragen hatten wir alle. Schließlich waren wir ja hier auf der Hautstation und nicht auf der Fritz Heckert, dem sagenumwobenen Kreuzfahrtschiff des FDGB, auf dem es halb nackte Ex-Friedrichstadtpalasttänzerinnen gegeben haben soll, die auf den langen Fahrten nach Kuba jeden verdienten Helden der Arbeiterklasse zum Sultan machten. Wir waren hier eher auf der Galeere der Gezeichneten. Manfred zum Beispiel war unser Pustelkönig. Bis zu dreißig Tabletten am Tag musste er nehmen gegen seine geheimnisvolle Krankheit. Aus dem Nichts heraus bildete sich irgendwo an Manfred eine Pustel, juckte, tat weh und verschwand irgendwann, als wäre nichts gewesen. Es gab kein System. Manfred hatte die mühselige wie bescheuerte Aufgabe, mit einem Kugelschreiber eine frische Pustel einzukreisen und Uhrzeit und Datum dranzuschreiben. Dasselbe noch mal, wenn sie verschwunden war. Manfred sah aus wie ein Schizophrener, der sich aufschrieb, von wann bis wann er immer der andere war. Offensichtlich hatte er eine Allergie. Aber gegen was? Das bekam nicht mal die Stasi raus.[14]

Die anderen rauchten natürlich alle. Ich nicht. Die anderen gingen oft zwischendurch raus. Ich blieb im Zimmer. Nachts kam die Nachtschwester Gundi, die wirklich eine Seele von Mensch war, und dann rauchten Tripper, Pustel und Hornhaut mit ihr zusammen auf dem Klo eine Kippe nach der anderen. Ich lag im Bett und las in der Bibel. Und im Verlauf der ersten Tage stieg dann so ganz langsam der Verdacht in mir hoch, dass ich das Wesentliche im Leben verpasste, wenn das so blieb. Und so war es ja auch. Auf dem Klo wurden die neuesten Witze erzählt, Gundi gab Krankenhausklatsch zum Besten, und die eine oder andere illegale Transaktion wurde hier organisiert. Kurzum, nach knapp einer Woche reichte es mir, ich ging mit aufs Örtchen und ließ mir eine Zigarette anreichen. Von jetzt an gehörte ich dazu.

Vermutlich zum ersten Mal im Leben. Als hätte jemand Brausepulver in mein Herz geschüttet. Herrlich. Am nächsten Tag kaufte ich mir meine eigenen Zigaretten. Vermutlich Karo. Am Anfang rauchte ich nur Karo. Die waren stark. Ich fühlte mich stark. Mein Körper konnte ja noch was ab. Doch so nach und nach ging ich über zu anderen Zigaretten. Erst die exotischen Sorten. Orient, Casino, Ramses und Salem. Ost-Salem! Die hatten nichts mit den leckeren, grünen Salem No 6 meiner Kindheit zu tun. Das war Stahlkocherdreck. Des Weiteren teure Sorten wie Club, Duett und die heute in Vergessenheit geratene Sorte Saba. Letztere auch in einer grünen Packung. (Saba wurde übrigens vom

---

14 Vielleicht gegen Kugelschreiber? (Anm. d. Lektors)

Kameraden und Genussraucher Schüttlöffel, den ich an dieser Stelle herzlich grüße, geraucht. Und zwar jeden Tag vor dem Schlafengehen *eine* Zigarette. Sonntags zwei.) Zuletzt rauchte ich mich aber ein auf Cabinet und f6. Die Sorten, die von den meisten Leuten geraucht wurden. Da Geld für mich damals nicht so eine große Rolle spielte, war ich immer sehr großzügig beim Zigarettenverteilen. Insofern entsprach das Rauchen, das Zusammenstehen mit den anderen Rauchern, das Zigarettenanbieten und -annehmen einem ausgeprägten Sozialverhalten. Das gefiel mir sehr. Aus heutiger Sicht kann ich natürlich sagen, dass das alles auch ohne Rauchen geht. Zum Beispiel kann man sich auch ohne Zigarette zu den Rauchern stellen. Raucher sind unglaublich tolerant. Erst mal darf jeder um den Ascher stehen. Warum also nicht auch ein Nichtraucher? Die Nichtraucher sind da oft nicht so tolerant. Aber ich will jetzt mal nicht polemisch werden. Nicht an dieser Stelle. An dieser Stelle wollte ich eigentlich nur erzählen, weshalb ich angefangen habe zu rauchen. Ich begann zu rauchen, um nicht von der Gruppe, vom Wir-Gefühl ausgeschlossen zu sein. So war das damals eben. Und ich schätze, viele von Ihnen werden das kennen.

Kapitel 5

RAUCHEN – AUFHÖREN – RAUCHEN – AUFHÖREN – RAUCHEN ...

Ich weiß gar nicht, wie oft ich diese beiden Wörter hinschreiben müsste, um alle Versuche berücksichtigt zu haben. Aber es waren etliche! (Sogar, um hier gleich mal mit offenen Karten zu spielen, nachdem ich dieses Buch zu Ende geschrieben hatte, bin ich ein Mal rückfällig geworden. Doch das macht nichts. Das macht zumindest mir nichts aus. Ich habe mich nämlich jetzt, durch das intensive Beschäftigen mit dem Rauchen und dem Aufhören, auch viel mehr selbst beobachtet beim Rauchen. Die Sache viel bewusster wahrgenommen. Und das Aufhören wesentlich genauer durchleuchtet und betrachtet als damals. Dadurch habe ich Erkenntnisse gewonnen, die in der ersten Buchfassung noch gar nicht drinstanden.) Meistens wollte ich aufhören, weil mich sehr schnell ein unangenehmer Raucherhusten plagte. Verbunden mit morgendlichem Auswurf. Darauf gehe ich an anderer Stelle noch etwas intensiver und naturalistischer ein. Ich habe die anderen Raucher, die nicht husten mussten und bei denen *nichts* rauskam, immer beneidet. Inzwischen denke ich, dass es schon ganz okay war, dass mein Körper alles wieder loswerden wollte, was ich ihm da per Lungenzug so einquartierte. An einen Versuch aufzuhören erinnere ich mich noch etwas genauer, weil er von mir mit der reinen Willenskraft unternommen wurde. Ich ging davon aus, dass ich doch im Grunde genommen eine starke Persönlichkeit bin, für die es doch wohl ein Klacks sein dürfte, mit einem inneren und äußeren NEIN dem Laster, der Zigarette, dem Verlangen nach dem tiefen, glücklich machenden Lungenzug zu widerstehen. Es muss im Jahre 1998 gewesen sein, denn ich weiß noch, wie ich mich geärgert habe, weil genau zu dem Zeitpunkt, als ich dann aufgehört hatte, die Zigarettenmarke NIL wieder auf den Markt kam. Oh, diese schöne Packung, diese schöne, blaue, nilblaue NIL-Packung. Das war für mich als angehenden *Nihilisten* (ein Kracher, der Kalauer, oder?!)[15] nicht ganz einfach, dieser Versuchung zu widerstehen. Ich glaube, drei Jahre habe ich die Finger von den Zigaretten gelassen. Und dann traf ich irgendwo unerwartet einen alten Freund wieder. Ausgerechnet Helge, der als Sportenthusiast nie geraucht und nie Alkohol getrunken hatte, hatte nun angefangen, zu rauchen und zu trinken. Rauchen tat er NIL, und trinken tat er Rotwein. Da er vermögend war, guten. Also genau das, zu dem wir ihn nie überreden konnten, wenn wir zu dritt – Helge, Hans und ich – in meinem zugequalmten Junggesellenstübchen hockten und über Mädchen und ihre Vor- und Nachteile redeten, tat er nun mit einem Genießergestus, der sich sehen lassen konnte. Na, Sie ahnen es schon. Die Wiedersehensfreude, der lauschige Ort – es war im Sommer irgendwo an der Ostsee –, der Alkohol ... und dann die blaue NIL-Packung. »Na, eine rauche ich mal mit dir mit, Helge.« Wir rauchten, wir tranken, wir plauderten uns durch die Erinnerungen – der Hans hatte jetzt eine aus dem Westen, damals hätte er auf unserer Reise durch die West-Ukraine fast eine Mathematikstudentin aus Czernowitz geheiratet – und rauchten uns durch den Abend. Die Packung NIL ging schnell zur Neige, ebenso schnell war eine neue beschafft. So eine Situation könnte man vielleicht umschreiben mit: rückfallaffine Zigarettenromantik, supported by Rotwein.

Oder mal ohne Fremdwörter: Man gerät in eine Situation, die einem so schön erscheint, dass man meint, die ansonsten gel-

---

[15] Nicht wirklich. (Anm. d. Lektors)

tenden, von einem selbst aufgestellten und für gut befundenen Regeln für das Leben seien für diesen Moment außer Kraft gesetzt.

Das war's dann auch schon wieder mit dem Nichtrauchen. Ich kaufte und rauchte von nun an NIL. Wegen des schönen Blaus. Ich will keine Werbung für die Sorte machen. Nur über meine Affinitäten und mentalen Lindenblätter schreiben. Meine Erfahrung ist mittlerweile die, dass es einem umso leichter fällt, den Fallstricken des Wiedereinstiegs zu entgehen, je besser man diese Fallstricke im Allgemeinen und die eigenen Fallstricke im Besonderen kennt. Nennen wir sie ganz einfach Schwachpunkte. Und auf die werde ich dann eingehen, wenn es um die Methode RAUCHPAUSE geht. Und darauf, wie man sich vor den ersten Attacken des Entzugs schützt.

Es gibt in der klassischen Antiraucherliteratur die Behauptung, dass es so etwas wie Entzugserscheinungen gar nicht gäbe. Aber ich meine einfach das, was es gibt, nämlich die Lust, einfach doch wieder eine zu rauchen und den Versuch, damit aufzuhören oder eine RAUCHPAUSE einzulegen, in die Zukunft zu verschieben. Stichwort Prokrastination. Ein neues Modewort. Es meint eigentlich das Nichts-auf-die-Reihe-Kriegen aus Gründen des Auf-morgen-Verschiebens. Aber ich meine es hier in dem Sinne, dass die Sucht oder die Konditionierung natürlich darauf hinwirkt, dass man doch weitermacht mit der geliebten Gewohnheit. Das anscheinend schwierige Aufhören in die nahe Zukunft, aber eben doch in die Zukunft verschiebt. Wobei das nicht grundsätzlich falsch ist, denn, wie ich noch ausführen werde, ist das Finden des geeigneten Zeitpunkts nicht so einfach. Und wenn man ehrlich mit sich ist und an der Thematik dranbleibt, wenn man einmal beschlossen hat, aufzuhören oder eine RAUCHPAUSE zu machen, dann stellt sich dieser Zeitpunkt irgendwann von allein ein. Und es macht gar nichts, wenn wir nach ein paar Tagen feststellen, dass es doch nicht der richtige Zeitpunkt war, denn: Aufhören kann man trainieren! Das kann und darf man üben. Dann hört man eben so lange in sich rein oder auf den Raucherhusten in den Bronchien, bis man den nächsten günstigen Slot gefunden hat.

Kapitel 6

DER NIKOTIN-EXORZISMUS
ODER: DER MEISTER UND ICH

Schon in den frühen Neunzigern begann ich damit, mein Geld mit Taxifahrerei zu verdienen. Immer nur nachts. Da gehörte die Zigarette quasi zur Grundausstattung. Natürlich gab es damals schon Nichtrauchertaxis. Ich fuhr immer ein Rauchertaxi. Selbst als ich ab 1998 eine Zeit lang selber nicht rauchte. Aber allein die Dankbarkeit, die mir entgegenschlug, wenn mitten in der Nacht ein Fahrgast die Tür aufriss und auf die Frage, ob dies eine Rauchertaxe sei, ein »Ja« zur Antwort erhielt, war immer schon ein guter Einstieg. Im wahrsten Sinne des Wortes. Aber auch für mich selbst war die Zigarette beim Taxifahren ein wichtiger Bestandteil dieser größtenteils sehr einsamen Verrichtung. Wenn ich beispielsweise nachts um drei in Spandau an der Halte »Kiesteich« stand und auf einen Funkauftrag wartete, dann war die Zigarette schon so was wie ein Trost, ein Freund, ein Begleiter durch die Nacht.

Im Taxi wird eine Menge liegen gelassen. Auch Zigaretten. Wenn sich jemand vorne auf den Beifahrersitz setzte, dann ließ er oft seine Zigaretten in der Mittelkonsole liegen. Entweder hab ich die dann selber geraucht, oder ich konnte sie, in meinen Nichtraucherjahren, dann an Bedürftige weiterreichen. An heulende Frauen, die von ihrem Freund rausgeschmissen worden waren, an todunglückliche Dragqueens, an Gastwirte, die ihre Kippen auf dem Tresen liegen lassen hatten. »Haste mal 'ne Zigarette?« Ich hatte – die Zigarette als Seelsorger. Die Zigarette als Möglichkeit zur Kontaktaufnahme. Die kleine Haltestange in der Straßenbahn des Lebens. »Roochste eene mit?« als Verbrüderungsangebot bei längeren Fahrten. Oft entspannte das die Situation. Schließlich trafen mitten in der Nacht zwei wildfremde Menschen aufeinander. Das alles sei erwähnt, um den sozialen Aspekt des Rauchens näher zu beleuchten, weil das Rauchen, gerade auch in der heutigen Zeit, oft so verteufelt wird. Auch wenn ich Ihnen dabei helfen werde, einen anderen Umgang mit dem Rauchen zu finden, sprich, eine beliebig lange RAUCHPAUSE zu machen, so gefällt mir das generelle Rumgehacke auf dem Rauchen und den Rauchern dennoch nicht. Für viele ist Altkanzler Helmut Schmidt sicher deshalb eine Art Ikone, weil der immer geraucht hat, es immer noch unangefochten tut, tun darf und immer noch nicht tot ist. Im Gegenteil, sich sogar einer erstaunlichen Lebendigkeit erfreut und vermutlich vielen Rauchern ein Quantum Trost, wenn nicht gar Schadenfreude schenkt, wenn er bei Interviews oder bei sonstigen öffentlichen Auftritten mit einer Selbstverständlichkeit raucht, als wolle er sagen: »Es gibt doch wohl, meine Damen und Herren, angesichts der Weltlage und der gegenwärtigen Finanzkrise durchaus wichtigere Themen als das Rauchverbot in öffentlichen Einrichtungen.«

Nun, obwohl ich in den Neunzigern körperlich wesentlich unverbrauchter war als heute, blieb bei mir der unvermeidliche Husten nicht aus. Meine liebe Nachbarin war gezwungen, meine nächtlichen Hustenkrämpfe mit anzuhören, von denen ich selbst allerdings nicht viel mitbekam, weil ich schlief. Erst morgens, beim Zähneputzen, litt ich dann an Husten und ausgehustetem Schleim. Meine Nachbarin rauchte allerdings auch. Und zwar eindeutig zu viel. Dadurch, dass meine Lungen beziehungsweise Bronchien immer großzügig zurückgeschossen haben, kam es bei mir nie zu übermäßigem Zigarettenkonsum. Eine Schachtel pro Tag. Das war über Jahre mein Maß. Jorinde, meine Nachbarin, rauchte durchaus auch mal zwei oder drei Schachteln. Schließlich war sie im medizinischen Bereich tätig. Da ist das nun mal so. Und eines Tages, die Initiative ging hauptsächlich von mir aus, beschlossen wir, gemeinsam aufzuhören.

Den nun folgenden Bericht habe ich mir aus meiner eigenen Kurzgeschichtensammlung geborgt. Deshalb ist vielleicht auch die eine oder andere Übertreibung drin enthalten. Aber im Großen und Ganzen war es so, lieber Leser, Raucher, Ex-Raucher oder gar lieber Nichtraucher! (Denn bei allem nötigen Ernst, den der Gegenstand erfordert, soll dieses Buch letztlich so unterhaltsam sein, dass es auch von Nichtrauchern gelesen werden kann, aber auch von Nichttrinkern, Vegetariern, Polizistinnen, Kaninchenhaltern, FAZ-Lesern, Kellnerinnen, Mafia-Angehörigen, Biobrotbäckerinnen, Schneepflugfahrern, Flohmarkthändlern und Fahrraddieben.)

JORINDE UND ICH TUN ES

Alles war vorbereitet. Der Tag ging zur Neige. Ich hatte eingekauft – wohlschmeckende und gut aussehende Dinge. Jorinde, meine Nachbarin, hatte den Tisch festlich gedeckt. Weinflaschen und solche mit Spirituosen reihten sich auf dem Fensterbrett. Flackernde Duftkerzen tauchten die Wohnung in ein würdiges Licht. In genau der richtigen Lautstärke jagte uns Mozarts Requiem je und dann eisige Schauer über den Rücken. Ich gab Jorinde ein Zeichen. Gemessenen Schrittes entfernte sie sich, um bald darauf mit einem in Goldpapier gewickelten Quader zurückzukehren, den sie behutsam in die Mitte der Festtafel auf ein silbernes Tablett legte. Sie setzte sich, und ich entfernte vorsichtig die knisternde Goldfolie. Vor uns lag nun eine jungfräuliche Stange Roth-Händle ohne Filter, bei deren Anblick uns eine Gänsehaut wuchs – auf Lunge und Zunge.

Neben den Esstisch hatten wir ein zweites, kleineres Tischchen gestellt. Das war unser Altar, den wir mit einem dunkelroten Samttuch geschmückt hatten. Teelichte und Räucherstäbchen schmückten das Tischchen, in dessen Mitte ein unscheinbares Büchlein lag. Blau leuchtete es uns entgegen: »Endlich Nichtraucher!« – so hieß das Buch, und sein Schöpfer hieß Allen Carr. Das war sie, unsere Bibel der vergangenen Tage und Wochen. Jorinde und ich hatten beschlossen, es zu tun. Aufzuhören mit dem Rauchen. Aus unterschiedlichen Motiven. Jorinde hatte kein Geld und ich bald keine Bronchien mehr. Außerdem hatte Jorinde keine Lust mehr auf »Bronski-Beat«, wie sie meine Hustenanfälle nannte, die sie durch die gemeinsame Wand tagtäglich zu hören gezwungen war. Ich wiederum wurde nicht müde, ihr zu raten, sich von dem Geld, das sie fürs Rauchen vergeude, lieber mal ein paar anständige Klamotten zu leisten, weil sie sonst nie einen Mann kennenlerne. Wir suchten nach Lösungen. Und so stieß ich eines Tages in einem Buchladen auf den Meister, und nach einigem Hin und Her beschlossen Jorinde und ich, seine Jünger zu werden. So weit zur Vorgeschichte. Jorinde und ich standen auf und knieten uns vor unseren Altar. Dann begannen wir zu beten:

»Allen Carr unser, der Du bist der Erlöser,
Schenk uns innere Ruhe, denn heut' sind wir nervöser.
Geheiligt werde Dein Name, Du bist der Retter;
Ohne das böse Gift im Leib wird unser Leben von nun an netter.
Dein Reich komme, auf dass auch wir Reichtum erfahren,
Das Geld für Zigaretten werden fortan wir sparen.
Dein Wille geschehe, bald sind wir völlig frei,
Ab morgen ist uns Tabak – gänzlich einerlei.
Wie im Himmel, so auf Erden
Wollen nun gesund wir werden.
Unsern täglich frischen Atem gib uns heute,
Mundgeruch nicht länger störe andere Leute.
Und vergib uns unsere Sucht,
wie auch wir vergeben unsern Süchtigern,
Unser Credo fortan sei: Nichtraucher sind die Tüchtigern.

Halt die Versuchung auch in Zukunft von uns ferne,
Denn Du weißt, so zwischendurch, da tät man's schon mal gerne.
Und erlöse uns von der Tabakindustrie,
Denn dies – ist SATANS Lotterie,
Kraft Deiner Macht – erlöse uns, Allen!
Und tu uns das Rauchen auf ewig vergällen!«

Als das »Amen« zusammen mit den letzten Tönen des Requiems verklungen war, erhoben wir uns und begaben uns zu Tisch. Wir gönnten uns jetzt jeder einen Cognac. Wir hatten vor, den Teufel mit dem Beelzebub auszutreiben. Da wir sonst nur leichte Zigaretten rauchten, sollten die vor uns liegenden, entsetzlich starken Roth-Händle ohne Filter ein bleibender Denkzettel werden. Jorinde steckte sich lustlos und widerwillig eine an. Zugegeben, das mit den starken Zigaretten war meine Idee. Jorinde begann zu husten. Solidarisch griff auch ich nach so einem Lungentorpedo.

»Ach komm, so schlimm ist es doch gar nicht«, versuchte ich, Jorinde zu besänftigen. Vorsichtig nahm ich einen tiefen Zug. Aua. Das war wie heißen Wüstensand einatmen. Tapfer hielten wir jeder ein paar Zigaretten lang durch. »So, jetzt hau'n wir aber erst mal richtig rein«, schickte ich mich an, Jorinde aufzumuntern, die aber eher so aussah, als würde sie mir gleich eine reinhauen. Doch die erlesenen Köstlichkeiten schienen sie einstweilen zu versöhnen. Ich schenkte uns Wein ein.

»Prost, auf ein neues Leben!«, brachte ich euphorisch einen Toast aus und leerte mein Glas in einem Zug. Ich hatte mir vorgenommen, möglichst schnell betrunken zu werden, damit die Zigaretten besser schmeckten. Nach und nach kamen wir in Stimmung. Ich hatte wirklich edles Schnabulat eingekauft, und der teure Wein ging runter wie Öl. Zwischendurch den einen oder anderen Grappa zur Verdauung. Nicht jedoch, ohne den Meister zu zitieren. Jorinde griff nach dem Buch, schlug es auf und las mit leuchtenden Augen: »Sie haben absolut nichts zu verlieren, aber alles zu gewinnen.«

Begeistert sprang ich auf, hob mein Glas und wiederholte diese Worte. Sie reichte mir das Buch, und ich las: »Alle Raucher spüren, dass sie von etwas Teuflischem besessen sind.« Diesmal wiederholte Jorinde des Meisters Worte, dann kippten wir den Grappa in unsere wunden Kehlen. Das tat gut, und ich hatte inzwischen Goran Bregovich mit der musikalischen Leitung des Abends beauftragt. Immer wenn wir eine Kippe ausdrückten, riefen wir: »Sobald wir diese Zigarette zu Ende geraucht haben, beginnt die Gier von Neuem, und der Teufelskreislauf geht weiter. Ein *lebenslanger* Teufelskreislauf – *außer*, wir sprengen ihn!« Immer wenn nur noch vier oder fünf Zigaretten in einer Schachtel übrig waren, nahm sie einer von uns und machte »das Zeichen«. Das Zeichen war die Nachahmung des Titelbildes, auf dem eine zerdrückte Zigarettenschachtel mit ein paar verbliebenen Zigaretten zu sehen war, die aus einer energischen Faust hervorlugte. Dazu schrien wir:

»Kleine Bestie Nikotin,

ich töte dich, dann bist du hien!«

Irgendwann setzte Jorinde Kaffee auf. Die guinnessbuchverdächtige Raucherei schien an ihren Kräften zu zehren. Sehr gut, dachte ich, denn langsam wurde auch mir das Gequarze elend zäh. Schon wenn nur sechs oder sieben Zigaretten aus einer Schachtel *fehlten*, sprang Jorinde auf und zelebrierte das Zerquetschungsritual. Ich mahnte zur Disziplin. Es waren auch nur noch zwei Schachteln übrig. Ich teilte jedem eine zu. »So, Jorinde, Endspurt!«, versuchte ich, ihren Kampfgeist zu reaktivieren. »Wenn wir die geschafft haben, dann haben wir uns vielleicht so vergiftet, dass wir asthmaartige Hustenanfälle bekommen, vor Schmerzen in der Lunge nachher kein Auge zukriegen und sogar richtige Erstickungsanfälle bekommen. Unser Körper wird es uns danken.«

An Jorindes weit aufgerissenen Augen sah ich, dass ich wohl zu weit gegangen war. »Ich kann nicht mehr«, meuterte sie.

»Ich kann nicht mehr, und ich will nicht mehr. Mein Mund

ist taub, meine Lunge platzt gleich, und außerdem bin ich beschwipst und müde.« Entrüstet stand ich auf. »Erst wenn der letzten Zigarette im Aschenbecher das Genick gebrochen wurde, erst wenn die letzte Schachtel von Arbeiterhand zermalmt im Abfall liegt, und«, ich hob meine Stimme, »erst wenn die letzte Pulle ausgetrunken auf dem Flokati liegt, können wir sicher sein, dass wir unser Leben in Dreck, Schmutz, Sklaverei, Krankheit, Abhängigkeit und finsterer Verdammnis für immer hinter uns lassen und ein Leben in Freiheit, Gesundheit, Würde, Glück und innerem und äußerem Frieden und Reichtum beginnen können.«

Majestätisch entflammte ich ein Streichholz und sprach zu ihm: »Du musst sterben, damit wir leben.« Ich stopfte mir einen Sargnagel zwischen die Lippen, entzündete ihn am sterbenden Hölzchen und fuchtelte dann mit Jorindes Schachtel vor ihrer Nase rum, die sich augenblicklich rümpfte. »Los, Jorinde«, befahl ich, »an die Zi-ga-ret-teeeen-Maaarsch!« Gleich würden wir es geschafft haben. Unser Sieg war zum Greifen nah. Das konnte ich fühlen. Doch plötzlich bekam Jorinde ein gefährliches Funkeln in den Augen. Alarmstufe Rot. Sofort ließ ich meine Hand mit der Schachtel sinken. »Mir gefällt dein militanter Ton nicht«, zischte sie, »und außerdem mache ich, was ich will.« Aus dem Nichts hatte sie eine Schachtel rote Gauloises gezaubert. Und hast du nicht gesehen, brannte so ein tabakisches Leichtgewicht zwischen ihren Fingern. Ich verstummte für einen Moment, doch dann griff ich nach einem Beruhigungsgrappa: »Jorinde, es sei mir gewährt die Bitte, auch ich möchte so eine Zigaritte!«

»Na, nimm schon eine!«, sagte sie versöhnt. Ich zog mir so ein leckeres Teilchen aus ihrer Packung. Ooh, oooooh, mmmh! Lecker und erstaunlich mild. Besser als frische Luft! Nachdem ich das Revitalisierungsstäbchen eingeatmet hatte, fühlte ich mich erfrischt, und die Lebensgeister kehrten zurück. Ich konnte nach Plan weitermachen. Jorinde rauchte zwar ihre Gauloises, ich aber würde es mit der letzten Schachtel Roth-Händle aufnehmen. »Ich geh jetzt ins Bett«, ließ sich jetzt eine gähnende Jorinde vernehmen. »Nur über meine Leiche!«, protestierte ich. Jorindes Augen verengten sich zu schmalen Schlitzen. Auch ich setzte eine kämpferische Miene auf. Jorinde schien zu allem fähig. Dann ging alles sehr schnell. Sie riss die letzte Schachtel auf, kippte alle Fluppen auf einen Teller, auf dem noch Salatreste klebten, schnappte sich ein scharfes Messer und schnipselte alles klitzeklein. Dann goss sie Cocktailsoße darüber, würzte mit Pesto und streute Parmesan drauf. Wortlos reichte sie mir eine Gabel und begann selber, draufloszuspachteln. Ich verzog das Gesicht und kämpfte gegen einen Würgereiz an. Aber ich durfte jetzt nicht als Feigling erscheinen. Tapfer beförderte ich diese kulinarische Katastrophe, ohne zu kauen, in meinen Magen. Der sendete sofort warnende Signale. Ich sendete ihm Wein. Viel Wein. Als ich aus Versehen doch mal kaute, schmeckte es sogar ein bisschen wie der Räucherlachssalat von Aldi. Als Nachtisch nahm ich noch ein Eckchen Tortenbrie mit einem Scheibchen Trüffelsalami zu mir. Ach, konnte das Leben schön sein. Eigentlich waren unsere Zigaretten dank unseres finalen Vernichtungsfeldzugs jetzt aufgebraucht. Es ging auf Mitternacht. Jorinde war stolz auf sich. Das sagte sie auch so und genehmigte sich dieshalber einen ordentlichen Schluck aus der Cognac-Flasche. »Ssur Verdauung«, erklärte sie mit jener speziellen, Betrunkenen eigenen Ernsthaftigkeit. Ich bemerkte, wie sie in den zerknüllten Schachteln nach unversehrten Zigaretten suchte. Ich sagte zu ihr: »Pass auf, Jori, es ist jetzt zehn vor zwölf – jeder noch eine Zigarette, und dann ist Ende Allende, Finito, Konez, Schicht im Schacht und Schluss mit lustig.«

Ich öffnete die letzte Flasche Wein. Jorinde schien nachzudenken. Jedenfalls saß sie leicht abwesend da und schien mit irgendwas beschäftigt zu sein. Ich goss die Gläser voll, und wir stießen an. Jorinde sprang auf, holte tief Luft und setzte an zu einem Trinkspruch: »Diess ssei«, dabei fuchtelte sie mit der Zigarette weiträumig in der Gegend herum, »diess ssei unse lsste Ss... Ssigarette im Leben – von nun an wolln der Gessssundheit wir unssen Leib über...«, sie stockte, »... unssen Leib über, über...«, stammelte sie. Dann flüsterte sie kaum hörbar: »... unssen Leib übergeben.« Dann war alles zu spät!

Auf den Tisch. Auf den Altar. Auf des Meisters Buch. Auf Jorinde. Auf mich. Pulsierend ergoss sich die Flut auf alles in Jorindes Nähe. Dunkelrot, fast schwarz. Mit Olivenstückchen, Artischockenherzen, eingelegten Zwiebeln und getrockneten Tomaten. Ein Farbgewitter von präraffaelitischer Schönheit. Ich konnte mich nicht lange daran ergötzen, welch außerordentlich blöden Gesichtsausdruck diese unfreiwillige Rückrufaktion in Jorindes Antlitz zu zaubern wusste. Schon spürte auch ich mehr als heftig, dass ich mich um der Gesundheit willen ganz enorm krass würde übergeben müssen. In diesem Augenblick fiel mir auch ein, dass die Inhaltsstoffe von Zigaretten im Magen eines Menschen tödlich wirken können. Noch ehe ich Jorinde tröstend darauf hinweisen konnte, dass das Erbrechen nur gut für sie sei, spritzte es auch schon aus mir heraus. Mein Magen arbeitete wie der Blasebalg einer alten Silbermannorgel. Nur dass – hups, schon wieder – eben keine Luft vorne rauskam, sondern das gesamte Sortiment eines italienischen Feinkostladens. Meine Breche sah nicht besser aus als Jorindes, allerdings wirkte sie durch die großen, glibschigen – an springende Lachse erinnernden – Mortadellawurstlappen etwas lebendiger. Stumm einigten wir uns darauf, dass es keinen Zweck mehr hätte, zum Klo zu rennen. Dummerweise schüttelte mich jetzt auch noch ein Hustenanfall, sodass ich die Richtung der Übergabe überhaupt nicht mehr beeinflussen konnte. Fast wäre ich erstickt. Denn um husten zu können, muss man einatmen. Wenn sich aber während des Hustens Aushub im Rachenraum befindet, gelangen unweigerlich Verdauungsprodukte in die Luftröhre. Ich kniete, hustete und würgte in arhythmischer Agonie. Jorinde schien schon fertig und schlug mir hilfsbereit auf den Rücken.

Nein, sie war noch nicht fertig. Mit konvulsivischen Körperzuckungen kotzte sie mir noch mal flächendeckend in den Nacken. Sie konnte nichts dafür. Als wir endlich wieder sprechen konnten, waren wir uns einig, dass das nur der gute Geist von Allen Carr gewesen sein konnte, der uns diese gründliche innere Tiefenreinigung hat angedeihen lassen. Von außen mussten wir die Reinigung wohl bei Gelegenheit selber vornehmen. Wir waren uns außerdem einig, dass Allen ein Heiliger ist, ein Heiliger und Wunderheiler. Erschöpft schliefen wir inmitten der Unflat ein und schmiegten uns aneinander wie zwei kleine Wildschweinchen, die nach dem Planschen in der Suhle ihrer Müdigkeit erliegen.

Als wir am nächsten Tag alles aufgeräumt und uns geduscht hatten, saßen wir bei einer kleinen Tasse Kaffee in meiner Küche. Wie von ungefähr holte ich eine Schachtel von Jorindes Lieblingszigaretten aus der Jackentasche und bot ihr eine an. Schreiend rannte sie aus meiner Wohnung. Die Schachtel warf ich in den Müll. Danke, Allen Carr. Das war unsere Meisterprüfung, und wir hatten sie bestanden ...

So, das war vielleicht so um 2003 herum. Wieder vergingen fast drei Jahre, in denen ich nicht rauchte. Ich glaube, bei Jorinde ging es schon nach einem Jahr wieder los. Aber sie arbeitet ja auch im medizinischen Dienst, da ist das nun mal so.

Achtung, Jorinde! Extra für dich noch mal mein Lieblingsmantra hier im Buch: Mit dem Rauchen aufzuhören, kann man trainieren. Je öfter man es versucht, desto besser wird man darin.

Das ist ja wie mit dem Autofahren (ich liebe Auto-Vergleiche! Sie passen auf sehr viele Situationen im Leben): Am Anfang muss man sich sehr konzentrieren. Schlüssel ins Zündschloss. Starten. Kupplung treten. Gang einlegen. Losfahren. Dazu die Nebentätigkeiten wie Gasgeben, Bremsen, Blinken etc. Am Anfang ist das alles sehr mechanisch, kostet uns viele Nerven, und oft sind wir schweißgebadet. Später ist es genauso einfach, wie sich im Dunkeln auszuziehen, ins Bett zulegen und einzuschlafen.

Kapitel 7

DER RÜCKFALL UND SEINE GRÜNDE

Ehrlich gesagt, ich weiß gar nicht mehr, wie, wann oder wobei der Rückfall nach der Lektüre von »Endlich Nichtraucher!« passiert ist. Vermutlich schleichend. Ich bin Künstler. Ich schreibe Geschichten. Ich lese die auf der Bühne vor. Ich trete bei Poetry Slams auf. Das ist eine Art Dichterwettbewerb. Da ist viel Lampenfieber im Spiel. Da geht's um den Sieg. Da ist Adrenalin am Start. Und wenn ich jetzt so drüber nachdenke, dann könnte das vielleicht Ende 2006 gewesen sein. In München. Da habe ich zusammen mit Volker Strübing, meinem Lesebühnenkollegen, den Teamwettbewerb der deutschsprachigen Poetry-Slam-Meisterschaften gewonnen. Wir nannten uns TeamLSD. Weil auch unsere Lesebühne LSD heißt – »Liebe statt Drogen«. Wir waren, obwohl beide im Einzelwettkampf erfahrene und erfolgreiche Slammer, als Team absolute Rookies, Anfänger, Newcomer. Es gab ein paar gute Teams, die auch als Favoriten gehandelt wurden. Wir wollten bloß einfach mal mitmachen – just for fun – und uns zumindest nicht blamieren. Schließlich waren wir ja große Nummern beim Slam, denen man verziehen hätte, nicht ins Finale zu kommen beim ersten Mal, aber wenn wir so richtig schlecht gewesen wären, dann hätte man uns sicher komisch angekuckt. Also bauten wir auf das, was wir sowieso gut konnten: unterhaltsame Texte mit vielen lustigen Ideen und Gags schreiben und diese dann in rasanter Sprechweise vortragen. Und das Unglaubliche geschah: Wir haben den Teamwettbewerb gewonnen. Womit wir nie, das können Sie mir glauben, wirklich nicht eine Sekunde lang gerechnet hatten. Volker, der auch immer so eine Blume war von der Sorte: »Ich rauche, ich rauche nicht, ich rauche«, der rauchte wohl zu diesem Zeitpunkt, und wir waren dermaßen überwältigt von unserem überraschenden Sieg und unserem überwältigenden Erfolg, dass ich nur zu gerne nach einer von irgendwem angebotenen oder einfach nur rumliegenden Zigarette griff. Ich will hier niemandem den Schwarzen Peter in die Schuhe schieben.[16] Und schon gar nicht Volker. Auch er ist ein tapferer Aufhörer, und vielleicht kann ich ihm mit diesem Buch dabei helfen, eines Tages seine persönliche RAUCHPAUSE einzuläuten. Mal sehen, denn Volker ist ein kritischer Leser und wenig zu beeindrucken mit esoterischem Firlefanz. Aber eine Sache möchte ich erwähnen, die mich bei einem seiner Versuche, mit dem Rauchen aufzuhören, sehr beeindruckt hat. Sie können es gerne nachmachen. Er hatte seinerzeit ein sogenanntes Kippengrab angelegt. Vielleicht eine Woche vor dem Aufhören oder so. Ein großes Schraubglas, halb voll mit Wasser, und da hinein hat er dann immer die abgerauchten Zigarettenstummel geworfen und dann das Glas wieder zugeschraubt. Das stand immer auf dem Balkon. Auch in der Zeit, als er dann nicht geraucht hat. Wenn das Verlangen käme, so seine Erklärung, könne man das Glas aufschrauben und eine Nase voll nehmen. Das habe ich mal gemacht. Die Optik ist apokalyptisch. Der Geruch unerträglich. Ein Schluck vom Teufelssud bestimmt tödlich. Aber ohne mentales Training scheint auch so ein Kippengrab auf Dauer nicht abschreckend genug zu sein.

---

16 Ich weiß, dass man das so nicht sagt, aber der freizügige Umgang mit Redewendungen ist so weit fortgeschritten, dass ich nun aus einer langen Phase der Resignation herausgetreten und in eine Phase des aktiven und spaßorientierten Umgangs hineingesprungen bin. Schließlich ziehen wir alle am selben Boot.

Aktueller Einschub: Vermutlich gab's 2008 noch nicht so viele Apps wie heutzutage. Ich hoffe auch, Volker verzeiht mir, dass er hier so oft vorkommt, aber er hat mir erzählt, dass er aktuell eine App benutzt, die ihm anzeigt, wie viele Zigaretten er seit Beginn seiner aktuellen RAUCHPAUSE nicht geraucht hat und wie viel Geld er damit gespart hat. Das ist zumindest auf dem Handy sehr hübsch anzusehen.

Na, auf jeden Fall wurde ich vermutlich bei so einem Slam rückfällig, und wenn nicht so, wie oben beschrieben, dann so ähnlich. Der Möglichkeiten, der Versuchung zu erliegen, gibt es unendlich viele, das wissen Sie genauso gut wie ich.

Kapitel 8

WIESO ICH NUN DOCH WIEDER AUFHÖREN WOLLTE, UND WESHALB ICH NACH IRGENDWAS GESUCHT HABE, DAS MIR DIE SACHE IRGENDWIE LEICHTER MACHT ALS SONST

Ich schätze, die Sache begann im Frühjahr 2008. Da waren die unangenehmen Nebenerscheinungen des Rauchens wieder ziemlich in den Vordergrund getreten. Ganz en passant hörte ich einfach mal auf. Dazu habe ich später eine Geschichte geschrieben, an der ziemlich viel stimmt. Eigentlich fast alles. Also, hier noch mal eine kleine Anleihe aus meinem Kurzgeschichtenrepertoire:

SCHEISS SCHÖNES WETTER. ODER: DER ENTZUG

Ein gewisses Dauer-Unwohlsein war nicht länger zu leugnen. Mein zweiter Vorname war Sodbrennen. Die Treppen bei mir im Haus kam ich kaum noch hoch, wobei ich dabei so laut keuchte, dass einmal sogar mein neuer Nachbar die Tür aufriss und fragte, ob er den Notarzt rufen soll. Die Waage zeigte dreistellig. Ein Stechen in der Lunge und ein sehr merkwürdiger zweiter Ton unbestimmbarer Herkunft beim Atmen, eine Art Pfeifen, als zöge ich irgendwo Nebenluft, stimmten mich nachdenklich. Jeden Morgen musste ich krass abhusten. Das war ein unglaublich farbenfroher Schleim, in dem sich schon richtige Teerstückchen tummelten. Stracciatella-Optik mit der Haptik einer frischen Auster. Normalerweise lässt einen Raucher so was kalt wie alte Urnenasche. Aber dann hatte ich überraschend noch einen Bandscheibenvorfall direkt im Hals. Und das war ja mal was ganz was Feines. Das kannte ich bis dahin so nicht. Ich kannte Bandscheibenvorfälle nur in tiefer gelegenen Regionen. Auch nicht schön, so viel sei an dieser Stelle verraten, aber verglichen mit dem Halsdings eher harmlos. Man muss sich das so vorstellen: Jede Bewegung mit dem Kopf tat in einer Weise weh, die suggerierte, gleich durchstößt die Bandscheibe das Rückenmark und dann: Rollstuhl. Und im Rollstuhl saß seit drei Monaten schließlich schon meine Mutter. Nicht schön das. *Ein* Rolli-Rentner in der Familie reicht doch wohl. Ich konnte nicht mehr richtig sprechen, kaum atmen und das Schlimmste: husten. Ich konnte nicht mehr husten ohne einen augenblicklich einsetzenden, extrem stechenden Schmerz im Hals, der sich anfühlte, als triebe mir jemand ein Skalpell zwischen C3 und C4. Wie will man da richtig abhusten morgens? Undenkbar. Ich würde mich durch Husten selbst hinrichten. Schon dieser Umstand allein war ein hinreichender, um bei mir einen Prozess des Umdenkens auszulösen.

Aber eine Sache kam noch hinzu, die nicht unerwähnt bleiben soll: Einer meiner Zechkumpane, der Axel, ist ebenfalls starker Raucher. Offenbar verträgt er das ganz gut. Muss auch nicht ständig husten oder so. Er ist auch vom Aufhören so weit entfernt wie China von der Demokratie. Aber in einer Hinsicht ist er seit neuestem in einem Stadium angelangt, das ich mir und meinen Mitmenschen unbedingt ersparen möchte. Das ist wirklich ekelig. Und offenbar merkt man das selber nicht, und sagen tut's einem auch keiner. Was also ist jetzt nun mit Axel? In seinen Mundwinkeln bilden sich beim Sprechen dicke, weiße Schaumwürste, die sich beim Öffnen und Schließen des Mundes aufspannen wie kleine Segel. So was hatte ich bisher nur einmal gesehen. Bei einem Lehrer aus meiner Schulzeit. Unaufhörlich quoll ihm der weiße Brei aus den Mundwinkeln. Und unaufhörlich rauchte er in den Pausen eine Zigarette nach der anderen. Wenn nicht der

Unterricht gewesen wäre, dann hätte er wohl nur morgens ein einziges Streichholz gebraucht. Wenn er vor der Klasse was erklärte, dann spritzte der Redekäse in alle Richtungen. Dummerweise hatte er die an sich liebenswerte Angewohnheit, sich ganz dicht neben einen zu stellen und uns beim Lösen der Aufgaben zu beobachten. Und eben aber nicht nur zu beobachten, nein, ausgerechnet er musste auf Kumpel machen und half einem mit Lösungen bedenklich nah am Ohr, wobei er eben leider nicht nur vor Ideen sprühte. Friendly fire aus einem defekten Sahnesiphon. Aus den Augenwinkeln heraus versuchte dann jeder, dem schweren Beschuss auszuweichen. Wir anderen konnten aber genau sehen, wo und wie oft der Mitschüler von den schneeweißen Gischtgranaten getroffen wurde, und machten Strichlisten. Gernot Bondieck (Name geändert), der sehr schlecht in diesem Fach war und neben dem Herr Reebloff (Name geändert) mitunter bis zu zehn Minuten stehen blieb, um ihm zu helfen, brachte es einmal auf zweiundzwanzig Treffer im Hals-Nasen-Ohren-Bereich. Seit dieser Zeit reagiere ich extrem empfindlich auf so was. Und wie ich da also vor einer Woche abends in der Gaststätte saß und mit ansehen musste, wie der Axel bei seinen Ausführungen über die Welt, die Menschen und die Probleme, die beide miteinander haben, seinen hauseigenen Latte macchiato im Mundwinkel selbst aufschäumte, hielt es mich nicht länger im Kreise dieser liebenswerten Tagediebe, Sozialschmarotzer, Die-Begegnung-mit-der-eigenen-Frau-Herauszögerer und linksanarchischen Kiffköpfe. Ich ging nach Hause.

So weit zur Vorgeschichte meiner temporären Askese. Es war nun fast Mitternacht. Ich setzte einen letzten Kaffee auf, zündete die verbliebene Zigarette an und goss mir den Rest aus der häuslichen Jägermeisterflasche vorsichtig in den Rachen. Als das zu erwartende Sodbrennen einsetzte, füllte ich einen Teelöffel doppelt kohlensaures Natron in ein Wasserglas und neutralisierte den Kampf der Kulturen in meinem Magen. Für die nächsten Wochen sollte Folgendes gelten: kein Kaffee, keine Zigaretten, kein Alkohol. Und als Kompott: vegetarisch essen, hauptsächlich Rohkost. Muss ich erwähnen, dass ich mit diesen Gedanken ganz schlecht einschlief? Im Traum rannten meine Zechbrüder mit glühenden Zigaretten, brühheißem Kaffee und Jägermeister-Literflaschen hinter mir her und schrien dabei die ganze Zeit: »Ebeling, du Verräterschwein, wir schneiden dir die Eier ab und legen sie ein in Kräuterschnaps, wir rauchen dein Hirn in der Pfeife, und aus deinem Schädel trinken wir Bohnenkaffee, du dumme Sau!«

Die ersten Tage waren die Hölle. Entzug pur. Ich wusste nichts mit mir und meiner Zeit anzufangen. All meine Konzentration brauchte ich, um mich ständig daran zu erinnern, was ich alles *nicht* mehr machen durfte. Das war ja auch ziemlich extrem, gleich mit drei Sachen auf einmal aufzuhören.

Aber Nichtrauchen allein hätte nicht geklappt, weil Kaffee und Alkohol eben immer mit der Zigarette konnotiert waren. Bei mir jedenfalls. Auf meinem Kühlschrank stapelten sich Tüten mit Müsli, Obst und ein paar Bio-Reiswaffeln. Ich spürte, wie in mir ein unglaublicher Hass aufkeimte. Gegen jeden und alles, gegen die ganze Welt. Als meine Mutter aus der Reha-Klinik anrief, um mir wie immer über ihre Fortschritte zu berichten, die sie beim Laufen machte, fuhr ich sie diesmal an, sie soll hinnemachen, ich würde sie nicht ewig im Rollstuhl schieben, was das denn soll, jetzt plötzlich auf pflegebedürftig zu machen nach all den Jahren. Als ob ich nicht schon mit mir allein genug zu tun hätte. Was für eine verdammte Rücksichtslosigkeit das von ihr wäre. Ob sie sich denn auch genug anstrenge bei den Übungen in der Reha. Fast hätte ich das Gefühl, sie zögere den Genesungsprozess mutwillig hinaus, weil sie sich daran gewöhnt habe, dass meine Schwester und ich jetzt so häufig zu Besuch kämen. Aus dem Hörer klang ein herzerweichendes Schluchzen. Ich legte auf. Die soll sich bloß mal am Riemen reißen. Mir ging's schließlich auch nicht gerade Zucker. Apropos Zucker. Süßigkeiten hatte ich mir auch verboten. Eines Tages wollte ich vielleicht auch mal wieder Adidas tragen anstatt immer nur Adipositas. Was ich mir nicht verboten hatte, war, ins Kaffeehaus zu gehen. Ich konnte dort ja auch Tee trinken. Es war früher Nachmittag. Die Frühschicht meiner Kaffeekumpel war schon weg, die Spätschicht noch im Bett. Schon beim Reingehen musste ich der Nicole sagen, dass ich Rooibostee möchte, sonst hätte sie automatisch die Kaffee-Milch-Mischung für mich gemacht, die hier alle Mitarbeiter aus dem Effeff kennen. Fragender Blick ihrerseits. Schulterzucken meinerseits. Ich setzte mich in den leeren Raucherraum, um wenigstens ein bisschen Restnikotin zu schnüffeln. Herrlich. Nicole wuselte herein, brachte den Tee und behauptete, es sei schönes Wetter. »Ich will kein schönes Wetter«, sagte ich. Mit Entsetzen bemerkte ich, wie sie sich anschickte, die Tür zur Straße zu öffnen, und flehte mit Verzweiflung in der Stimme: »Nein, Nicole, nicht, bitte nicht, tu's doch bitte, bitte nicht!« Doch Nicole war taub auf dem Ohr. »Ooch, ist doch so schönes Wetter.« Dann riss sie tatsächlich die Tür nach draußen zum Bürgersteig auf. Frische Luft strömte herein und machte mir das letzte bisschen Kaffeehausflair kaputt. Und noch was strömte herein. Ekelerregendes Gedudel. Die Musik-Terroristen der Kastanienallee waren aus ihrem Winterschlaf erwacht und peitschten ihre Katzenmusik in die Ohren derjenigen, die *auch* glaubten, dass schönes Wetter sei und ihren Kaffee demonstrativ *vor* den Cafés zu trinken sich nicht entblödeten.

»Kein Wunder, dass man euch früher immerzu in den Knast gesperrt hat – bei der Musik! Da wird einem ja das Schmalz inne Ohrn drinne ranzig!«, schrie es aus mir raus. Gott sei Dank hörte mich keiner, nur Nicole hörte mich und sah mich daraufhin an, als hätte ich sie gebeten, mir die beim Stuhlgang versehentlich herausgeratenen, blutigen Hämorrhoiden wieder ordnungsgemäß hinten in die Ampulle zu schichten. Aber noch ehe sie was sagen konnte, erklärte ich Nicole, dass sie wegen der offenen Tür heute kein Trinkgeld zu erwarten hätte. Auf das bisschen Trinkgeld könne sie verzichten, erwiderte sie schnippisch. Und ich könne auf ihre Frechheiten verzichten. Früher wäre der Gast noch König gewesen. Heutzutage führe sich jeder Kellner auf wie der Polizeipräfekt einer Bananenrepublik. Ihr würde gleich übel, wenn sie mir noch länger zuhören müsse. Sie hätte noch mehr Gäste.

Da klingelte, Gott sei Dank, mein Handy. Sonst hätte ich mich wohl noch zu Bemerkungen verstiegen, mit denen ich mir ein saftiges Hausverbot eingehandelt hätte. »Ja, Ebeling, schön, lange nichts von Ihnen gehört zu haben, machen Sie's kurz, so wichtig wird's schon nicht sein«, begann ich so einladend, wie ich konnte. Es war meine Schwester. Sie hätte heute etwas früher frei und wollte fragen, ob ich Lust hätte, mit ihr beim Italiener was essen zu gehen, leckeren Rotwein dazu, und zum Schluss ein oder zwei Espressos. (Wir sind aus'm Osten, wir sagen nicht Espressi.) »Essen, essen, essen«, fauchte ich sie an. »Du hast auch immer nur das eine im Kopf, was? Fettlebe und Dolce Vita. Hedonistische Exzesse am laufenden Band. Mensch, Roswitha, jetzt wird's Frühling, da musste dann wohl auch mal ohne Mantel raus auf die Straße. Und die Männer kucken jetzt auch wieder genauer hin. Meinste, mit der Figur biste da direkt erste Wahl bei der anstehenden Tortenschau für die kommende Saison? Also, Sport und grüner Tee, Fräulein, ab und zu vielleicht mal einen Tofuburger, dann klappt's auch wieder mit dem Nachbarn.« Ich hörte, wie sie tief Luft holte. »Na, schönen Dank auch, lieber Bruder, dann geh ich eben allein essen, du hast ja anscheinend Essigsäure gefrühstückt heute.« Sie legte auf. Tja, das ist ein altbekanntes Phänomen, dass man ein bisschen ungeselliger wird, wenn man aufhört zu rauchen, auch mal schneller auf hundertachtzig ist. Aber bis jetzt hatte ich ein gutes Gefühl. Alles noch im grünen Bereich. Ich war ruhig und ausgeglichen. Vielleicht hier und da mal ein bisschen ehrlicher als gewohnt. Aber so was kann ja auch frischen Wind in angestaubte Sozialkontakte bringen. Oh weh, jetzt kam die Nachhut der musikalischen Balkanbarbaren. Die dazugehörigen Frauen mit Bettelbrief in der Hand und Bettelblick im Gesicht. Eine hatte sich sogar eine Babyattrappe vor ihren Bauch gebunden. Immer dreister werden die.

Da sie draußen mit ihrem Mummenschanz keinen Erfolg zeitigen konnten, kamen sie auch nach drinnen, zu den wenigen Gästen, die nicht gleich bei jedem Sekündchen Sonnenschein wie blöde auf dem Bürgersteig auf cool machen müssen. Niemand gab ihnen etwas. Ich starrte angestrengt nach unten, auf dass dieser Kelch alsbald an mir vorüberginge. Die sollten mich einfach nur in Ruhe lassen, dann wäre alles gut. »*Ich bin okay – ihr seid okay. Aber nervt mich nicht!*« Das war die Message meiner Körpersprache. Doch für die Damen hieß das wohl: »Geh hin zu dem! Der ist bestimmt nur schüchtern. Ganz sicher ist bei dem was zu holen.« Als sie an meinen Tisch traten und mir ihre schmutzigen Hände, abgewetzten Lügenzettel und ihr zerlumptes Kinderfalsifikat hinhielten, hielt ich es nicht länger aus und auch wohl für angebracht, einmal Stellung zu nehmen zu dieser Abzocke. Ich sprang von meinem Stuhl hoch, stieg zu meiner eigenen Überraschung sogar auf den Stuhl rauf und brüllte los wie am Spieß: »Ich hab nichts gegen Frauen. Ich hab nur Angst vor Frauen. Lassen Sie mich bitte in Ruhe, ich kenne Sie überhaupt nicht. Wieso sprechen Sie mich überhaupt an? Wer sind Sie, was wollen Sie? Ich unterschreibe grundsätzlich nichts. Ja, ich weiß, dass den Zigeunern im Dritten Reich übel mitgespielt wurde. Und natürlich weiß ich auch, dass es nicht Zigeuner heißt, sondern Sinti und Roma. Außerdem kann ich mich des Eindrucks nicht erwehren, dass Sie von Ihren Ehemännern für diese erniedrigende Tätigkeit instrumentalisiert werden. Sie selbst haben da sicher gar nichts davon. Sie stecken da in einem uralten, patriarchalischen Rollenmuster, das ich weder auf die eine noch auf die andere Weise unterstützen möchte! Bitte gehen Sie weiter, ich bin zur Zeit für keinerlei Kontaktaufnahme mit fremden Frauen bereit.« Die anderen Gäste lachten. Die Sinti-und-Roma-Damen warfen mir hasserfüllte Blicke zu und verschwanden, wobei eine es nicht unversucht ließ, den Stuhl wegzutreten, um mich zu Fall zu bringen. Aber das klappte nicht ...

... ich war zu schwer.

Darüber musste dann sogar ich lachen. Beim Rausgehen gab

ich Nicole dann mehr als doppelt so viel Trinkgeld wie sonst und sagte, so langsam käme ich auch zu der Überzeugung, dass draußen schönes Wetter sei ...

So.
Diese Geschichte, die ich mir von mir selbst aus meinem Œuvre für dieses Buch geborgt habe, zeigt natürlich ganz deutlich, in welch merkwürdige Stimmungen und mentale Fahrwasser man geraten kann, wenn man einfach so aufhört und sich nicht vorher ein wenig wappnet gegen den Blues, die eventuell einsetzende Leere und die Dünnhäutigkeit, die für eine Weile auftreten können. Dabei fällt mir der alte Herr Lenz ein. Weiß gar nicht mehr, ob der noch lebt. Er ist der Altboss des Stein- und Mineralienhandels Lenz in Rudow. Eine Zeit lang habe ich mich ja mal sehr für Steine interessiert. Dann fuhr ich allein oder mit Bekannten dorthin und sah mir dieses Steinmuseum an. Allein schon die Steingrabbelkisten im Hof sind herrlich. Man findet immer was. Und für Eso-Spinner hatte der alte Lenz auch immer ein gutes Wort über oder nahm eine persönliche Einschätzung vor, ob der Stein für jemanden passte oder stark genug in seiner Wirkung war. Auf jeden Fall hatte er viel Ahnung von Steinen. Und um den Hals trug er eine sehr auffällige Kette aus Turmalinen. So eine wollte ich auch. Ich ging also in die Turmalinkettenabteilung und ließ verschiedene Ketten vom alten Lenz begutachten, bis ich eine sehr schöne gefunden hatte und mir kaufte. Bei einem der nächsten Besuche kamen wir noch mal auf seine besondere, sehr lange und aus sehr schönen, großen Steinen bestehende Kette zu sprechen. Ja, die hätten ihm vor vielen Jahren seine Frau und sein Sohn zwangsverordnet. Er war wohl eine Zeit lang als Mensch ungenießbar. Und mit dieser Kette sei er, seit er sie trage, der friedlichste und netteste Mensch der Welt. »Hm hm« und »so so« machte ich dann, und wie es so meine Art ist, fragte ich ihn, ob er denn den Grund wisse, weshalb er damals so unleidlich gewesen sei. Nee, wüsste er nicht, brummelte er vor sich hin. Darauf trat ich ganz dicht an seinen

Rollstuhl, in dem er von morgens bis abends auf Arbeit saß, und sagte nur: »Aufgehört zu rauchen, stimmt's?«

Er nickte, und ein spitzbübisches Lächeln flitzte über sein Gesicht. »Erst hab ick Kette jeroocht. Jetzt hab ick die Kette um Hals. Is besser so.« Ich nickte verständnisvoll und verabschiedete mich. An meiner Turmalinkette hatte ich lange Freude. Inzwischen ist sie mir zerrissen. Auch ist meine intensive Steinphase vorbei. Ich war lange nicht bei Lenz. Da gibt's Steine gegen jedes Wehwehchen. Eine Mitarbeiterin hat mir mal glaubhaft versichert, dass sie, seit sie in dem Laden arbeitet, nicht mehr krank war. Nun kann aber nicht jeder bei Steine-Lenz in Rudow arbeiten. Aber wer von Ihnen das möchte, kann sich zur Unterstützung der RAUCHPAUSE auch gerne eine Kette oder ein Armband aus Turmalinen umhängen. Von mir aus können Sie sogar behaupten, dass in Wirklichkeit diese Kette Ihnen geholfen hat, mit dem Rauchen aufzuhören, und nicht dieses Buch. Welchen mentalen Anker Sie werfen, damit Ihr Lebensschiff für lange Zeit oder gar für immer keine Reise mehr antritt Richtung Kap Tabak, ist mir egal. Und wer weiß, vielleicht wirkt so eine Turmalinkette ja tatsächlich Wunder!

Ab und an schreibe ich ein Gedicht für meine Rubrik »Manchmal spür ick – Lürick«. Aus Dank für die schönen Erlebnisse beim alten Lenz wage ich hier mal eins:

STEINE-LENZ

»*Statt durch den Hals das Nikotin*
Nun um den Hals den Turmalin.«

So sprach der Alte einst zu mir,
Genau deshalb erzähl ich's hier.

Macht Abstinenz dich ungehalten,
Erinn're dich des Steine-Alten.

Statt Frau und Kinder anzuschrei'n,
Kauf dir die Kette ganz aus Stein.

Ob dich befreit der Turmalin
Vom Würgegriff des Nikotin,

Ob du ganz andren Zauber brauchst,
Damit Du Tabak nicht mehr rauchst.

Ob dies nur Lenzens Steine-Fantasie?
Probier's! Denn sonst erfährst du's nie.

Kapitel 9

GESUCHT, GEFUNDEN UND AUSPROBIERT

So, liebe Freundin,[17] wer das Buch bis hierher aufmerksam gelesen hat, hat sicher mitbekommen, welches bei *mir* die Hauptgründe sind, mit der Raucherei aufzuhören. Im Großen und Ganzen sind die Beweggründe bei allen Betroffenen ähnlich, gleichwohl sich die körperlichen Auswirkungen von Fall zu Fall unterscheiden. Das Finanzielle spielt auch eine Rolle, letztlich aber vermutlich eine untergeordnete. Es gilt das Prinzip der Beschaffungskriminalität. Für die Sucht ist immer Geld da. Viele Leute lernen sehr schnell, sich nach der Decke zu strecken. Entweder steigen sie auf billigere Produkte um. Viele meiner Kaffeehausraucherfreunde sind inzwischen Dreher geworden. Manche rauchen auch einfach weniger. Oder, wie es gang und gäbe ist in Künstler- und Musikerkreisen, manch einer wird zum routinierten Schlaucher. Oder zum Zwischenphasenschlaucher. Letzteres meint Leute, die eigentlich aufgehört haben, es aber nicht wirklich auf die Reihe bekommen haben. Ich erinnere an dieser Stelle noch mal daran, dass der Zeitpunkt zum Aufhören eine enorm wichtige Rolle spielt und oft falsch gewählt wird. Ich muss zugeben, dass ich

---

[17] Als Harmonie-Fan und Verfechter von freundlichem Umgang im täglichen Miteinander finde ich es schön, den Leser, die Leserin auch mal als Freundin anzusprechen – warum nicht, schließlich ziehen wir alle an derselben Kippe.

auch nicht weiß, wie man den Zeitpunkt richtig wählt. Aber aus eigener Erfahrung empfehle ich dringend, sich zu vergegenwärtigen, dass es durchaus sein kann, dass man den falschen Zeitpunkt gewählt hat. Dann muss man eben einfach mutig und unbeirrt vom scheinbaren Misserfolg einen neuen Zeitpunkt zum Aufhören suchen, anstatt zu verzweifeln und den Versuch, mit dem Rauchen aufzuhören, für ein paar Jahre zu verschieben oder gar für immer aufzugeben, bloß weil man meint, man gehöre eben zu denjenigen, die es einfach nicht schaffen. Aufhören zu rauchen, kann man trainieren!

Zum Stichwort »einfach nicht schaffen« fällt mir noch was ganz was Trauriges ein: Neulich las ich im Internet etwas über einen Mann, der täglich vier Schachteln filterlose Zigaretten raucht, wegen irgendeiner ernst zu nehmenden Lungenerkrankung schon in Behandlung ist, es aber partout nicht schafft, mit dem Rauchen aufzuhören. Er hatte sich in einem Forum erkundigt, ob man sich für ein paar Tage in ein künstliches Koma versetzen lassen könne, um die Entzugserscheinungen zu überstehen. Ich weiß nicht, ob das geht. Vermutlich nicht. Allerdings sind die körperlichen Entzugserscheinungen letztlich überstehbar. Das Problem sitzt im Kopf.

Ich schätze mal, für einen derartig starken Raucher wird es auch mit meiner tollen RAUCHPAUSE kaum klappen. Lassen Sie es nicht so weit kommen![18]

Trotzdem mein neues Mantra noch einmal: Aufhören kann man trainieren! So wie Seiltanzen, oder die weniger gefährliche Methode – Slackline. Klappt nur in den seltensten Fällen beim ersten Mal.

---

18 Wobei ich mir ziemlich sicher bin, dass das Rauchen bei diesem Mann nur ein Symptom für irgendwas anderes ist. Wenn jemand starke Neurosen und Psychosen durch Rauchen kompensiert, dann ist der Versuch, mit dem Rauchen aufzuhören, ähnlich gefährlich wie einfach einen Pfeil oder ein Messer aus dem Körper zu entfernen – ohne ärztliche Hilfe ein lebensbedrohliches Unterfangen.

Zurück zu den Ich-rauche-eigentlich-nicht-Schlauchern. In solchen Situationen kommt es dazu, dass man Zigaretten von Freunden erbittet. Um jedoch nicht negativ aufzufallen, kauft man dann dem anderen als Ersatz für eine oder zwei Zigaretten, die man sich erbettelt hat, gleich eine ganze Schachtel. Oder man kauft eine Schachtel, raucht eine oder zwei Zigaretten mit und schenkt die Schachtel dann dem Raucher, weil man sich selbst noch in der Nichtraucherphase wähnt. Vielleicht sogar von sich glaubt, in die legendäre, sagenumwobene, elitäre und beneidete Liga der Gelegenheits- und Genussraucher aufgestiegen zu sein.

Da will ich gleich mal was dazu sagen, zu dem Thema Gelegenheits- oder Genussraucher. Ich glaube, dass es sie tatsächlich gibt. Sie erinnern sich an Bausoldat Schüttlöffel mit *einer* Saba am Tag? Ich kenne ein Ehepaar, das sich jeden Abend vor dem Zubettgehen *eine* Zigarette *teilt*! Das finde ich toll. Das ist Liebe. Aber es ist auch sparsam, und es ist nicht besonders gesundheitsschädlich, denke ich. Aber wer kann das schon, sich jeden Tag mit einer halben Zigarette zufriedengeben? Ich nicht. Egal welche Reglementierung ich mir auferlegt hatte, immer bin ich sehr schnell wieder bei einer Schachtel Zigaretten am Tag gewesen. Ich bin nicht wirklich der Genießer. Eher so der Maßlose. Ich weiß noch, bei der Armee, da waren Luxusgüter wie Salami, Kuchen von zu Hause, Südfrüchte und gute Schokolade knapp. Mit »guter Schokolade« meine ich jetzt Westschokolade. Das war Schokolade aus den Westpaketen oder aus dem Intershop. Wir nannten solche und andere Leckereien »Schmakazien«. Natürlich wurde auf dem Bausoldatenzimmer alles geteilt, was man an Kuchen, Wurst und anderen schönen Dingen von zu Hause geschickt bekam. Einmal also wurde eine Tafel Westschokolade geteilt. Ich bekam eine Schoko-Reihe, bestehend aus vier Stückchen. Mund auf, Schokolade rein. Kauen. Schlucken. Weg. Das war mein Erlebnis damit. Der Bausoldat René hingegen brach ein Stück von dem vierstückigen Riegel ab, teilte dieses eine kleine Schokostück in vier noch kleinere Stückchen, legte sich dann eins davon auf die Zunge, schloss Mund und Augen und gab dann Geräusche von sich, die, vorsichtig gesagt, anzeigten, dass es ihm gut ging. Der Rest der Schokolade wanderte in das Lebensmittelfach seines Spinds. Auf diese Weise hatte René sechzehn Tage Freude an der Schokolade. Ich vielleicht sechzehn Sekunden. Damals wie heute war und bin ich also nicht prädestiniert, ein Genussraucher zu sein. Nun ist es so, dass durch die steigenden Zigarettenpreise die Anzahl der Zigaretten in einer Schachtel kontinuierlich abnimmt. Und wenn ich lange genug warten würde, dann wäre eines schönen Tages sicher auch nur noch eine Zigarette in der Schachtel. Ich behaupte immer, dass ich immer etwa eine Schachtel pro Tag geraucht habe und rauchen würde. Was auch stimmt. Jeder entwickelt so sein Maß, das von den verschiedensten Faktoren abhängig ist. Und wenn ich immer eine Schachtel pro Tag rauche und irgendwann nur noch eine Zigarette in der Schachtel ist, dann wäre eine Schachtel pro Tag genau das, was ich mir für meinen Konsum wünschen würde. Fehlt nur noch die Frau, mit der ich die Zigarette teilen könnte. Vielleicht ist Jorinde ja dann grad Single, und wir könnten eine GmbH (Gemeinschaft mit beschränktem Hochzeitswunsch) für das Teilen von Zigaretten und anderen Annehmlichkeiten bilden. Aber täte ich's dann auch so tun? Erstens dauert es vermutlich noch ein paar Jahre, bis es so weit ist, und zweitens ist das natürlich alles Firlefanz und Augenwischerei. Fest steht, dass mich immer über kurz oder lang ein mich schüttelnder Raucherhusten heimsucht, der einhergeht mit einer Schleim- und Auswurfproduktion, die sich sehen lassen kann und die, wöge man ihr Gewicht auf in Gold, mir ein gutes finanzielles Auskommen sichern würde. Allerdings ist mein lautstarkes Schleimgehuste auf Dauer nur auszuhalten, wenn ich allein lebe. Einem Mitbewohner, egal in welchem sozialen Konstrukt man sich miteinander befindet, ist das so nicht zuzumuten. Dazu kommen natürlich Atembeschwerden. Verbunden mit meinem ohnehin vorhandenen Übergewicht macht mich dieser zähe Filz aus Rauchen, Saufen, Fressen und ohne Ende Kaffeetrinken einfach enorm träge. Der schon vom Kaffeetrinken versaute Magen wird vom Rauchen auch nicht besser. Und das Ganze ist ja auch ein sich selbst inszenierender Kreislauf. Sie kennen das!

Abends in der Kneipe: »Komm, eine rauchen wir noch. Nimmst du noch ein Bier? Na gut, eins nehm ich dann auch noch. Ach, mach doch gleich ein großes, Moni. Na gut, 'ne Runde Wodka kann ja nicht schaden. Oh, jetzt hab ich aber Hunger. Habt ihr noch Küche? Das ist schön. Schnitzel mit Bratkartoffeln ist prima. Mann, jetzt bin ich aber satt. Mach mal 'nen Jägermeister, Moni. So, jetzt rauchen wir aber mal eine von meinen Zigaretten. Ach, kiek ma, die hab ich früher auch geraucht. Ich find ja die P&S auch klasse. So im Softpack. Was rauchst du eigentlich, Torsten? Ach, na jetzt schlägt's dreizehn. Gibt's die jetzt auch von Camel, diese Öko-Zigaretten? Die sind aber ganz schön stark. Ja, ich vertrag die aber trotzdem besser als die Marlboro. Ich hab ja mal eine Zeit lang American Spirit geraucht. Wenn du daran gezogen hast, dann war das so, als ob du einen Strohhalm im Garten in die Erde gesteckt hast. Ja, stimmt, die muss man vorher so ein bisschen rollen, die sind ziemlich fest gestopft. Ich dreh ja nur noch selber. Da kommst du viel billiger. Und ich rauch auch nicht mehr so viel wie früher. Drehst du mit Filter oder ohne? Mit Filter. Diese Feindrehfilter. Seitdem schmecken mir fertige Filterzigaretten eigentlich überhaupt nicht mehr. Ach, weißte, Moni, ich nehm jetzt mal einen Rotwein. Mann, ist das schon spät. Aber ich bin jetzt wieder richtig wach. Vielleicht geh ich nachher noch ins *Kaffee Burger* oder in die *Baiz*. Darf man da denn rauchen? Ich glaub schon. Mach mal noch drei Wodka, Moni ...«

... und so wird aus 23 Uhr sehr schnell mal 27 oder 28 Uhr.

Und wenn dann morgens das ganze farbenprächtige und aus nicht sehr gesund aussehenden Substanzen zusammengesetzte Gelee abgehustet und im Waschbecken runtergespült ist, dann bleibt immer noch ein Geschmack im Mund, als hätte man auf dem Schrottplatz in einen versifften Wartburg-Auspuff gebissen.

Da dauert die Mundhygiene dann mal ein Minütchen länger. Oder man macht ein bisschen auf verrucht und gönnt sich noch vor Frühstück und Zähneputz eine Kippe. Aber selbst wenn dann kein Schleim mehr kommt: Der Husten bleibt. Meistens. Bei mir zumindest. Es ist dies wohl zumeist ein Reizhusten. Und irgendwann lehrte mich mal ein erfahrener Raucher, dass gegen genau diesen Husten am besten helfe, wenn man eine Zigarette raucht. Schon krass. Aber es hilft tatsächlich. Meistens. Bei mir zumindest.

In der obigen Abhandlung habe ich die Gründe genannt, wieso ich denn mal wieder aufhören wollte. Aber diese Allen-Carr-Philosophie mit dem *Nie-wieder*-Impetus gefiel mir inzwischen nicht mehr. Also, nicht dass ich es nicht gut finden würde, nie wieder zu rauchen. Aber meine Labilität und mein Suchtpotenzial, siehe Kaffee, Essen, Fernsehen, ließen mich irgendwie keine Lust mehr auf diese Methode verspüren. Also entwickelte ich meine eigene Methode. Eine Art Zwiebelschalen-Methode. Oder vielleicht eine Mehrere-Ebenen-Methode. Ich hatte ja versprochen, dass ich die Methode kurz und bündig in einem eigenen Kapitel darlegen werde. Für all die, die sich nur eben mal die Methode anschauen und ausprobieren wollen ... Bitte sehr, dann überspringen Sie das nächste Kapitel. Es ist ohnehin das längste Kapitel. Es dient unter anderem dazu zu erklären, wieso ich mit der Methode des Meisters nicht mehr zurechtkam. Es ist eine persönliche, kritische Auseinandersetzung mit *dem* Standardwerk zu unserem Thema.

Ich finde, diese Auseinandersetzung macht das Buch nicht nur etwas fülliger, sondern für manch einen, der Lust hat, mir in meinen Überlegungen zu folgen, interessanter. Außerdem sind drei oder vier Seiten voller guter Ratschläge noch lange kein Buch. Das ist ja wie mit der Bibel beziehungsweise dem Evangelium. Da lautet die Botschaft im Großen und Ganzen auch nur: Sündige nicht. Und wenn du gesündigt hast, dann ist das nicht so schlimm, denn Jesus ist für deine Sünden am Kreuz gestorben. Somit sind dir deine Sünden vergeben. Tja, das war's im Grunde mit der Botschaft des Neuen Testaments. Aber man hat doch im Laufe der Zeit einen ganz schönen Schinken draus gemacht. Und einen Bestseller dazu. Außerdem sollen Sie mich ja auch ein bisschen kennenlernen, ehe Sie auf meine Vorschläge eingehen. Und ich denke, durch die Glossen, die ich hier aneinanderreihe, und die nun folgende Meckerecke werden Sie dann so ziemlich genau wissen, wie ich denke und ticke.

Kapitel 10

KRITIK

Liebe Schwestern und Brüder, sicher kennen Sie den Begriff »Kritik« aus der Philosophie. (Wenn nicht, wenn Sie Kritik nur von Ihrem Partner oder Chef kennen, dann macht das nichts. Dann wissen Sie jetzt, dass das früher so eine Art Sport war unter den jeweils angesagten Klugscheißern.) Die haben sich damals alle gegenseitig kritisiert, und ihre Bücher hießen auch oft »Kritik von XY«. Oder »Kritik von X an Y«. Bekannt sind Kants »Kritik der reinen Vernunft«, Kants »Kritik der praktischen Vernunft«, Kants »Kritik der Urteilskraft«. Und so weiter. Bei Karl Marx hieß die Kritik auch mal »These«. Da hat sich Marx zum Beispiel über Feuerbach aufgeregt. Und Feuerbach hatte vorher die Religion kritisiert. Na ja, ständig waren die am Kritisieren. War halt die Zeit damals dafür. Und der Allen Carr kritisiert ja nun egalweg hintereinander in seinem Buch das Rauchen. Und die Raucher. Insofern möge mir erlaubt sein, an dieser Stelle auch mal ein bisschen an Allen Carrs Buch »Endlich Nichtraucher!« und seiner Methode »Easyway« herumzukritisieren. Schließlich darf dann später auch an meinem epochalen Werk herumkritisiert werden. Auch wenn es nicht mehr der Meister sein wird, der mich kritisiert, denn der ist am 29. November 2006 im Alter von zweiundsiebzig Jahren an den Folgen einer Lungenkrebserkrankung verstorben.

Ich bin bei meiner Kritik eher halb systematisch vorgegangen und habe zu der einen oder anderen Bemerkung vom Meister meine eigene Meinung hinzugefügt. Ich arbeite dabei nicht hochtheoretisch, sondern beziehe zu bestimmten Aussagen von Allen Carr Stellung. Sie können sich Ihr Exemplar ja gerne noch mal durchlesen, denn ich vermute, Sie haben es noch irgendwo im Bücherregal.

Aber die Zitate sind korrekt. Dafür erneut gelesen habe ich meine deutschsprachige Ausgabe aus dem Jahre 1998. Vielleicht kann man meine Kritik als einen Dialog beziehungsweise Disput ansehen zwischen dem Meister und mir. Wie in einer Talkshow. Da geht's auch manchmal hoch her. Aber letztlich dient alles der Unterhaltung und dazu, den eigenen Standpunkt zu untermauern. Leider werde ich nicht mehr rausfinden können, ob Allen Carr mich und meine Anwürfe mit einer gewissen Altersmilde betrachten und vielleicht den einen oder anderen Verfahrensfehler einräumen würde oder ob er mich in Acht und Bann schlüge – so wie es einst Papst Leo X. und Kaiser Karl V. mit Martin Luther gemacht haben –, weil ich in seinen Augen ein Abweichler, ein Ketzer und Verräter an der Heiligen Mission wäre. Keine Ahnung. Auf wessen Seite Sie sich letztlich schlagen, ist mir egal. Wenn Sie es auf die eine oder andere Weise schaffen, vom Rauchen loszukommen, dann ist doch viel gewonnen.

Die folgenden Nummerierungen haben unmittelbar nichts mit den Kapiteln in Allen Carrs Buch zu tun. Es sind eher so meinen Monolog unterteilende Einheiten.

Ach, eins noch:[19] Viele Probeleser haben viel Spaß mit meinem Buch gehabt, aber angemerkt, dass ich die Kritik an Allen Carr zu ausführlich behandelt hätte. Das mag sein. Ich selbst fand das nicht. Aber ich bin ja nicht unbelehrbar. Deshalb habe ich darü-

---

19 Manchmal erinnert mich mein Schreibstil an Inspektor Columbo, der oft schon halb raus ist zur Tür, dann aber seinen Kopf noch mal durch den Rahmen steckt und noch eine letzte Frage stellt oder Bemerkung macht.

ber nachgedacht und innerlich zumindest eingeräumt, dass diese Probeleser recht haben könnten. Inzwischen gab es aber einen Probeleser, der selbst diesen Teil amüsant und interessant fand. Ist vermutlich immer eine Frage der Perspektive oder eine Frage des Betroffenheitsgrades. Zumindest denke ich, dass an der Kritik was dran ist. Aber da ich hier pars pro toto über Dinge spreche, die mit Gehirnwäsche, Manipulation und Demagogie zu tun haben, kann dieser Teil auch als abstrakte Abhandlung zu diesen Stichworten gesehen werden, denn das Thema ist austauschbar. Meine Meinung dazu bleibt. So, das wollte ich noch mal gesagt haben.

1.
Im Vorwort erzählt der Meister davon, dass es die Götter gut mit ihm gemeint haben. Sein Buch wurde ein Erfolg. Dann führt er aus, dass ihn täglich Briefe erreichten mit folgenden oder ähnlichen Bemerkungen: »Das ist das beste Buch, das jemals geschrieben wurde«, »Sie sind ein Genie«, »Sie sollten zum Ritter ernannt werden«, »Sie sollten Premierminister werden«, »Sie sind ein Heiliger«.[20] Weiter schreibt er: »Ich hoffe, diese Bemerkungen sind mir nicht zu Kopf gestiegen.«[21] Ich fürchte, diese Hoffnung hat sich nicht ganz erfüllt. Auf jeden Fall bin ich beim Lesen über manchen Dogmatismus und manche Selbstgefälligkeit gestolpert. Und darum soll es im Folgenden gehen. Auch um die Frage, ob es gut und nützlich ist, eine Gehirnwäsche durch eine andere zu ersetzen. Die einen sagen so, die anderen wieder anders. Ich bin, vielleicht aufgrund meiner Biografie, grundsätzlich misstrauisch, was Gehirnwäschen betrifft. Damit sind wir bei der philosophischen Frage, ob der Zweck die Mittel heiligt. Letztlich muss diese Frage irgendwann einmal im Leben jeder für sich selbst beantworten.

Aber weiter im Text: Nach dem Vorwort kommt die Einführung.

---

20 Allen Carr, »Endlich Nichtraucher!«, S. 8
21 S. 8

Und dort schreibt der Meister folgende schöne Worte: »Angeblich schafft man es nicht, die große Masse Mensch auf Dauer hinters Licht zu führen, doch ich glaube, dass die Tabakindustrie genau das jahrelang betrieben hat. Ich glaube auch, dass ich als Erster den Mechanismus der Nikotinsucht wirklich begriffen habe.«[22] Nun, da glaubt der Meister aber ganz schön viel. An allem soll also die Tabakindustrie schuld sein? Mhm. Ist die Autoindustrie an den vielen tödlichen Autounfällen schuld? Die Tabakindustrie tut, was sie tun muss. Im großen Stil Geld verdienen mit einem Luxusprodukt. Wenn sie wüsste, wie man mit kleinen, sauerstoffgefüllten Beuteln genauso viel Geld verdienen könnte wie mit Tabak, würde sie es tun. Außerdem wird niemand gezwungen zu rauchen. Auch der Meister wurde nicht gezwungen. Und somit darf er ruhig einen beträchtlichen Teil der Schuld bei sich selber suchen.

Aber damit tut er sich offensichtlich sehr schwer. Im Prinzip könnte man dann auch Klage erheben gegen eigentlich alles, was es in unserer Welt zu kaufen gibt. Ich zum Beispiel könnte mich über die perfide Kaffee- und Schokoladenindustrie aufregen, also darüber, wie sie mich und die Welt manipulieren und süchtig machen. Und wo, bitte, steht denn geschrieben, dass man die Masse Mensch nicht auf Dauer hinters Licht führen kann? Das hat sicher schon mehr als einmal funktioniert. Aber mein Büchlein muss ja nun nicht auch noch ein weltanschauliches oder gar politisches werden.

Der Meister behauptet, als Erster den wahren Wirkmechanismus von Nikotin erkannt zu haben. »Na da«, wie der Sachse sagt. Wenn er das meint, bitte sehr. Von Anfang an zieht sich für mein Empfinden durch sein Werk ein Hauch von elitärer Überheblichkeit. Der Meister schreibt zu Beginn seiner Ausführungen, dass ihn seine Frau für übergeschnappt hielt, weil er die Raucher dieser Welt heilen will.[23] Da kann ich mich seiner Frau nur anschlie-

---

22 S. 11
23 Vgl. S. 12f.

ßen. Vermutlich ist das Sendungsbewusstsein mit seinem Erfolg unproportional mitgewachsen. Schon da, finde ich, fängt eine gewisse Respektlosigkeit an. Eine Respektlosigkeit gegenüber den Rauchern, die eben rauchen *wollen*. Und es gibt sie, die Raucher, die damit kein Problem und ihren Spaß an der Droge haben. Einer meiner Kollegen hat mir sogar erklärt, dass ihn die soziale Komponente, von der ich hier in diesem Buch so liebevoll spreche, einen feuchten Tabak interessiert. Er rauche am liebsten alleine. Zu Hause. Er genieße das leichte Benebeltsein morgens bei der ersten Zigarette. Bitte sehr. Soll er doch. Muss ich ihm doch nicht einreden, dass die »Bestie« Nikotin ihn beherrsche und das Rauchen absolut nutzlos sei. (A. C. nennt Nikotin gern die »kleine Bestie«.[24]) Wenn man eine öffentliche Umfrage initiieren würde, darüber, was die Menschen so für absolut nutzlos halten, dann gäbe es sicher noch andere Dinge, die genannt werden würden.

Gleich am Anfang kommt der Meister auf das 21. Kapitel in seinem Buch zu sprechen.[25] Da hat er sich vermutlich ein Loch in den Po gefreut, als er die Idee hatte, das Kapitel »Die Vorteile des Rauchens«[26] lediglich aus einer vollkommen leeren, weißen Seite bestehen zu lassen. Ich glaube, damit hat es sich der Meister zu einfach gemacht. Das heißt ja für die meisten Raucher, dass sie viele, durchaus schöne Erlebnisse, die sie mit dem Rauchen verknüpfen, negieren müssen, um dem Gedankengang, das Rauchen sei absolut zu nichts, aber auch zu gar nichts nütze, folgen zu können.

Wenn man so will, dann sind viele Dinge zu gar nichts nütze. Und wir tun sie trotzdem. Zum Beispiel Beten. Oder Apnoe-Tauchen. Wobei ich mal vermute, dass sich Rauchen und Apnoe-Tauchen ausschließen. Aber sicher bin ich mir selbst hier nicht.

Ich bin auf bestimmte soziale Aspekte des Rauchens schon ein-

---

24 Zum Beispiel auf S. 40
25 Vgl. S. 12f.
26 S. 89

gegangen. Und werde es im Verlauf meiner Kritik wohl noch öfter tun. Aber eine Meinung zum Thema will ich nicht unerwähnt lassen, die ich hin und wieder von Leuten gehört habe und die das auch so meinten: Rauchen macht Spaß. Damit ist ja nicht gesagt, dass es ungefährlich ist. Auch wenn dies nicht der Tenor meines Buches sein wird, so steht für mich die Gefährlichkeit des Rauchens außer Frage. Viele Dinge, die Spaß machen, können gefährlich werden. Denken Sie nur an Sex ohne Kondom, Motorrad fahren ohne Helm, aus dem Flugzeug springen ohne Fallschirm oder Russisches Roulette. Es erscheint mir zu einfach, das Empfinden, Rauchen mache Spaß, nur der Gehirnwäsche durch die Nikotinbestie zuzuschreiben. Denn genauso könnte man die Leugnung des Spaßfaktors und anderer sozialer Komponenten der Gehirnwäsche durch den Meister zuschreiben.

Der Meister schreibt weiter, dass er sich die Schuld daran gibt, einen Mann zweimal nicht von der Rauchsucht geheilt zu haben.[27] Er sieht diesen Umstand als sein Versagen an. Das Selbstbild des Wunderheilers, der nahezu als Stellvertreter Gottes hier auf Erden die Menschheit von ihren Gebrechen heilt, insbesondere von der Abhängigkeit von der Teufelsdroge und Todesursache Nummer 1, nimmt für meinen Geschmack hin und wieder groteske Züge an.

2.
Der Meister erwähnt im ersten Kapitel, dass er irgendwann mal bei einem Hypnotiseur war. Er schreibt weiter, dass er aber nicht wegen des Hypnotiseurs, sondern trotz des Hypnotiseurs aufgehört habe zu rauchen.[28] Der Gedanke wird nicht weiter ausgeführt. Letztlich bleibt im Dunkeln, wie genau der Meister es geschafft hat, mit dem Rauchen aufzuhören. Das finde ich ein bisschen unsportlich dem Leser gegenüber. Ich werde den Eindruck nicht los,

---

27 Vgl. S. 12
28 Vgl. S. 17f.

dass sich der Meister nach und nach zu einer Ikone stilisiert, die unangreifbar werden soll, damit auch seine Methode unangreifbar wird. Wieso macht er den Hypnotiseur so klein? Wie kann er denn so genau wissen, ob das, was der Hypnotiseur gemacht hat, nicht doch Einzug gehalten hat in sein Unterbewusstsein und seine Fähigkeit, mit dem Rauchen aufzuhören, unterstützt oder gar erst ermöglicht hat. Schließlich gab es für ihn ja die Methode, die er später lehrte, zu diesem Zeitpunkt noch gar nicht.

3.
Der Meister antwortet auf die Frage, ob ihn manchmal der alte Drang überkomme, mit: »Niemals, niemals, niemals – ganz im Gegenteil.«[29] Das ist seine Antwort im Buch. Schon dieser rhetorische Dreiklang stimmt mich misstrauisch. Und was meint er mit »... – ganz im Gegenteil«? Warum werden denn so viele Menschen rückfällig? Weil sie *natürlich* hin und wieder den Drang verspüren, eine Zigarette zu rauchen. Wie kann der Meister behaupten, niemals so einen Flashback gehabt zu haben? Und selbst wenn es bei ihm so gewesen sein sollte, dann muss er doch wissen, dass es bei vielen anderen vermutlich nicht so ist. Empathie scheint nicht seine Hauptbefähigung gewesen zu sein. Vielleicht wäre er als Arzt eher die Sorte Chirurg in der Orthopädie. Die bringen dort Erstaunliches zuwege. Aber wenn das Bein ab oder das neue Hüftgelenk drin ist, dann zieht sich der Chefarzt zufrieden die Handschuhe aus. Arbeit erledigt. Mensch gerettet. Ich sag mal: Körper gerettet. Mensch muss erst wieder zum Laufen gebracht werden. Laufen in beiden Wortbedeutungen.

Carr schreibt in seinem Vorwort, dass ihn die Leute einen Heiligen nennen.[30] Mir legt sich die Vermutung nahe, dass er irgendwann damit angefangen hat, dies selber zu glauben. Selbst wenn es stimmt, dass ihn jemand so genannt hat, so muss er es doch

---

29 S. 18
30 Vgl. S. 8

nicht zum Besten geben. Warum tut er es trotzdem, obwohl er in Wirklichkeit gar kein Heiliger ist?

Auch die Tatsache, soooo lange geraucht zu haben, spielt meiner Meinung nach eine wichtige Rolle. Neulich sprach ich mit einem Bekannten, der nach circa fünfunddreißig Jahren (beim Meister waren es immerhin dreiunddreißig Jahre)[31] von heute auf morgen aufgehört hat. Vollkommen entspannt und glaubwürdig berichtete er mir davon, in den nunmehr fünf Jahren seiner Abstinenz, nicht nur nicht wieder rückfällig geworden zu sein, sondern kein einziges Mal Lust verspürt zu haben, zur Zigarette zu greifen. Das erinnerte mich an den Meister, und mir kam der Gedanke, dass es durchaus sein kann, dass man aufgrund von derart extremer, langjähriger Erfahrung mit dem Rauchen so gut mit der Materie vertraut ist, dass man den Momenten für das Rückfälligwerden besser ausweichen oder standhalten kann als ein unerfahrener Raucher. Lange Rede, kurzer Sinn: Es kann sein, dass es für den Meister letztlich vielleicht deshalb so einfach war aufzuhören, weil es eben dran war. Weil es der richtige Zeitpunkt war. Weil vieles zusammenkam. Weil er durch den jahrelangen Umgang mit der »Nikotinbestie«[32] letztlich so gut trainiert war im Umgang, im Kampf mit ihr, dass er irgendwann, ohne es selbst bemerkt zu haben, mental stark genug geworden war, der Sucht zu widerstehen. Vielleicht entwickeln Raucher im Laufe der Jahrzehnte eine Art inneres, geheimes Wissen, das ihnen dann, wenn sie wirklich aufhören wollen, letztlich hilft, mit der Sucht fertigzuwerden. Als Trainingsmethode ist das natürlich keinesfalls zu empfehlen. Viel besser ist es, viel früher aufzuhören. Oder – Sie wissen, was jetzt kommt – ruhig einmal öfter mit dem Rauchen aufzuhören. Auch wenn der eine oder andere Versuch zum Scheitern verurteilt ist. Na und? Über jede nicht gerauchte Zigarette freut sich der Körper und irgendwann auch der Geist. Dazu hat einst der Meister sein Buch geschrieben. Und dazu

---

31 Vgl. S. 16
32 Vgl. S. 37

lesen Sie jetzt dieses etwas unkonventionelle Ratgeberbüchlein. Er schreibt selber, dass es dank des »Zusammentreffens ungewöhnlicher Umstände«[33] dazu kam, dass er das düstere Labyrinth des Rauchens verlassen konnte. Aber diese Umstände behält er leider für sich. Und jetzt kann ich ihn nicht mehr fragen. Aber ich kann Jesus ja auch nicht mehr fragen, ob er nun wirklich Gottes Sohn war oder die anderen das nur von ihm behauptet haben oder er es wohlweislich von sich selbst behauptet hat. (Beziehungsweise haben dann die Evangelisten viele Jahre später schriftlich behauptet, er hätte es mündlich behauptet. Das sind ja alles Sachen, über die kann man sich stundenlang bei einer Zigarette und einem guten Glas Châteauneuf du Pape unterhalten.)

Ich hätte mir gewünscht, Carr wäre an dieser Stelle etwas offener mit seinem persönlichen Weg vor den Leser getreten. Aber so ist das mit der Nomenklatura, mit der Priesterkaste: Die Leute, die über Geheimwissen verfügen, an der Macht sind oder ganz oben stehen in einer Hierarchie, die glauben oft, dass für sie Sonderrechte gelten. Dass sie bestimmten Gefahren besser widerstehen können als der OttonormalverbRaucher. Und vor allem, dass Ottonormalraucher eben alles essen darf, aber nicht alles wissen. Wobei eins mal klargestellt werden muss – da sind wir uns einig, der Meister und ich –, und ich gehe auch von Ihrer Zustimmung aus: Rauchen sollte Ottonormalraucher am besten überhaupt gar nicht mehr!

4.

Der Meister behauptet, noch keinem Raucher begegnet zu sein, der derart abhängig war wie er selber.[34] Ich kann mir nicht helfen, aber da lese ich schon wieder eine Spur Anmaßung heraus. Als ob man den Grad der Abhängigkeit irgendwie messen könnte. Für mich ist das einfach nur eine Attitüde, mit der sich der Meister unbemerkt über den Leser/Raucher stellen will. Das halte ich für

---

33 S. 33
34 Vgl. S. 19

unlauter. Er behauptet bezüglich des Aufhörens: »Sogar, wenn Sie kein Wort davon verstehen und sich nur strikt nach den Anweisungen richten, wird es Ihnen leichtfallen.«[35] Diese Art des Therapeuten, sich über den Klienten zu stellen, finde ich nicht legitim. Eine gewisse Hybris spricht aus der ganzen Art und Weise, wie er mit seinen Lesern umgeht. Aber sei's drum. Für viele funktioniert seine Methode. Die Frage ist nur, wie lange. Die Methode des Meisters ist eine brachiale, die Vergangenheit leugnende, das Rauchen verteufelnde. Aus einem Raucher wird bei ihm ein Nichtraucher. Da bin ich vollkommen anderer Meinung. Nein, aus einem Raucher wird kein Nichtraucher! Aus einem Raucher kann nur ein Ex-Raucher werden oder ein »trockener Raucher«, wie ich gerne sage in Anlehnung an die trockenen Alkoholiker. Ein trockener Alkoholiker ist ein Alkoholiker, der nach einem Entzug keinen Alkohol mehr trinkt, weil er irreparabel suchtkrank ist und die kleinste Menge Alkohol ihn sofort wieder rückfällig werden ließe. Ich selbst sehe mich jedenfalls als Raucher, auch wenn ich gerade mitten in der RAUCHPAUSE stecke. Aber ich bin und bleibe Raucher. Ich habe Verständnis für Raucher. Ich rieche mitunter den Dunst oder Qualm von Zigaretten ganz gerne. Ich beobachte gerne Raucher, wie sie sich an ihren Ritualen entlanghangeln. (Das alles kann, macht und denkt ein Nichtraucher so nicht. Den interessiert das alles Gott sei Dank überhaupt nicht.) Und ich hege Gedanken wie diesen: Ich würde gerne rauchen, wenn es denn nicht schädlich wäre.

ABER LEIDER IST RAUCHEN SCHÄDLICH!

Bei allem Friede-Freude-Eierkuchen-Gerede, das ich mir hier leiste bezüglich des Rauchens, so soll doch ganz deutlich gesagt sein, dass es nun mal den Körper nicht unversehrt lässt. Die eingeatmeten Stoffe wirken toxisch und hinterlassen ihre Spuren im Körper.

---

35 S. 19

Wenn ich in meinem Kaffeehaus sitze und den jungen Kellnerinnen und Kellnern zuhöre, wie die ihre Freizeit verbringen, nämlich in Clubs wie dem *Berghain* und was die alles an Drogen konsumieren, staune ich immer, dass die trotzdem noch zur Arbeit kommen. Da ist wohl die Zigarette noch das Harmloseste, was sie ihren Körpern antun.

Doch das muss jeder im Leben selbst entscheiden, was er seinem Körper zumutet. In jeder Hinsicht.

5.
Dreiunddreißig Jahre lang hat der Meister geraucht und es auf seine Weise irgendwie gerechtfertigt. Er hat seine Ehe aufs Spiel gesetzt,[36] und nun schlägt er auf die Raucher und ihre Wahrnehmungen ein. Raucher haben nun mal diese Empfindungen, der eine mehr, der andere weniger, dass ihnen Rauchen Spaß macht, dass es ihnen Genuss und Freude bereitet, dass es für sie zur Geselligkeit dazugehört. Und bei Weitem nicht alle Raucher »würden liebend gern aufhören zu rauchen«,[37] so wie es der Meister gerne behauptet.

Er bezeichnet das Rauchen als »schmutzig und ekelhaft«.[38] Was würde er denn da erst über das Kochen schreiben oder gar das Schlachten von Tieren, die es zuzubereiten gilt – schmutzig und ekelhaft? Sicher. Zumindest in den Augen von Vegetariern. Es kommt immer auf die Perspektive an. Beim Lesen seines Buches konnte ich mich des Eindrucks nicht erwehren, dass Carr an vielen Stellen eine zu starre Perspektive auf die Thematik hat.

6.
»Alle Raucher wissen im Grunde ihres Herzens, dass sie Trottel sind.« Dieser Satz stammt aus Kapitel fünf des Buches »Endlich

---

36 Vgl. S. 22
37 S. 26
38 S. 30

Nichtraucher«.[39] Viel deutlicher kann der Meister seine Arroganz gegenüber seinen Klienten kaum zum Ausdruck bringen, auch wenn er diese Aussage gleich darauf wieder zu revidieren scheint. Letztlich ist das vielleicht die Schwachstelle seiner ganzen Methode. Die Raucher werden vom Meister für bemitleidenswerte Trottel gehalten. Vielleicht sind sie es. Vielleicht darf man das auch denken, als jemand, der dreiunddreißig Jahre geraucht und es dann auch noch geschafft hat, damit aufzuhören. Aber es ist unfair und unlauter, diese Grundhaltung die ganze Zeit durchscheinen zu lassen. So geht man mit Menschen nicht um, sagt Gutmensch Ebeling. »Der Erfolg gibt ihm Recht«, könnten Sie einwerfen. Ich würde gern ein Beispiel aus dem Hut zaubern, wo jemand Erfolg hat, obwohl er etwas sehr Zweifelhaftes tut. Und am Ende zeigt sich, dass es ein Pyrrhussieg war. Aber leider fällt mir keins ein. Mist! Wer, wie der Meister, Erfolg hat, läuft natürlich leicht Gefahr, sich über den Rest der Welt zu erheben. Aber wer weiß, vielleicht lehnt sich das Unterbewusstsein der vielen Raucher, die der Meister einst geheilt hat von ihrer Sucht, eines Tages gegen seine absolutistische, dogmatische Methode auf, und aus Trotz wird wieder zur Zigarette gegriffen. Wer weiß das schon? Das ist vielleicht die Gefahr von Gehirnwäsche. Dass sie wie ein trojanisches Pferd wirkt. Sollte es Ihnen so ergangen sein, lesen Sie nur weiter, ich komme schon noch zu meiner Methode RAUCHPAUSE, bei der es auch ein bisschen darum geht, mit meiner Hilfe letztlich Ihre eigene Methode zu entwickeln.

Manchmal habe ich schon gemutmaßt, ob ein Ex-Raucher, der mit der Methode des Meisters aufgehört hat, vielleicht deshalb wieder rückfällig wird, weil das Rückfälligwerden als das schlimmste Vergehen in der Welt des Meisters gilt. Und es ist dann ein unbewusstes Auflehnen gegen dieses Verbot. Vielleicht war es sogar bei mir so. Das wäre dann was Tiefenpsychologisches. Aus psychoanalytischer Sicht gäbe es sicher auch eine Menge zum

---

39 S. 34f.

Thema Rauchen zu sagen. Aber dafür sind andere zuständig. Küchen-psychoanalytisch würde ich vielleicht anmerken, dass wir im Inhalieren des Zigarettenqualmes immer wieder den Akt der Menschwerdung nachahmen, also den Moment immer wieder neu erleben wollen, in welchem Gott Adam den Lebensodem einblies (1. Buch Mose, Kapitel 2, Vers 7). Aber erwachsen werden, auf eigenen Füßen stehen lernen, heißt eben, sich von embryonalen und frühkindlichen Bindungen, und seien es die zu Gott, zu lösen. Jawohl, so sieht es aus.[40]

Wie dem auch sei. Mit meiner RAUCHPAUSE entfällt dieser Absolutheitsanspruch des Therapeuten.

Machen Sie Pause vom Rauchen, solange Sie wollen. Und wenn Sie Pause von der Pause machen, dann können Sie auch das wieder rückgängig machen.

Viele Dinge im Leben muss man einfach üben, bis man sie wirklich gut kann. Wieso sollte es mit dem Rauchen-Aufhören anders sein?

7.
Der Meister behauptet, dass der tragischste Aspekt des Rauchens für ihn der sei, dass der Raucher durch eine Zigarette lediglich *jenen* »Zustand des inneren Friedens, der Ruhe und des Selbstvertrauens wiedererlangt, den sein Körper ohnehin besaß, *bevor* die

---

[40] Gott, bin ich stolz auf mich, hier eine analytische Deutung mithilfe der Bibel hingezaubert zu haben. Unser »Innerer Adam« also ist am Rauchen schuld. Ich könnte glatt noch weitermachen. Jetzt weiß ich endlich, wie sich Eugen Drewermann immer fühlt, wenn er tiefenpsychologische Exegese betreibt. Also, einen hab ich noch: Die Tatsache, dass auch Frauen rauchen, weist für mich darauf hin, dass auch Eva von Gott der Odem eingehaucht wurde, um sie zum Leben zu erwecken. Somit stellt der angebliche Schaffungsprozess Evas aus Adams Rippe eine nachträgliche, patriarchalische Redaktion des Schöpfungsberichtes dar! Wenn Sie das nicht verstehen, macht das nichts. Es ist womöglich nur ein eben aus meinem Unterbewusstsein hochgestiegener, selbstreferenzieller Witz in Bezug auf die Tatsache, dass ich einst Theologie studierte.

Sucht begann«.[41] Der Meister spricht hier vom *Körper*. »Bevor wir uns in die Gefangenschaft des Nikotins begeben, fehlt unserem Körper nichts.«[42] Unserem Körper vielleicht nicht. Ich erlaube mir mal, statt Körper »Seele/Psyche« einzusetzen. Aber genau da kann man ja nun wirklich nicht wissen, in welchem Zustand sich ein Mensch befand, bevor er zur Zigarette griff. In welche »Löcher in der Seele« sich ausgerechnet die Zigarettensucht passgenau einfügen konnte.

Ich möchte Ihnen eine Geschichte aus meiner Jugend erzählen. In dieser Geschichte geht es um ein Mädchen. Es gehörte zu einer Gruppe von jungen Leuten, hauptsächlich Studenten, die sich in der Evangelischen Studentengemeinde trafen. All diese jungen Menschen waren lebenslustig und verstanden zu feiern. Ich lernte sie kennen, weil sie sich in einer Kneipe trafen, in die auch ich häufig ging. Außerdem wohnten einige Leute aus dieser Gruppe im selben Studentenwohnheim wie ich. All diese jungen Studenten waren mittelmäßig fromm und mittelmäßig gläubig, wenn ich mir diese mittelmäßige Einschätzung mal erlauben darf. Also nichts mit »Jesus liebt dich« und beim Beten schielenden Auges die Hände hochreißen. Eines Tages geriet dieses Mädchen, ich nenne sie mal Emma, in die Fänge von sehr, sehr frommen, aggressiv missionierenden Christen. Diese Mitglieder der sogenannten »Holic-Gruppe« fahren zu christlichen Großveranstaltungen und halten Ausschau nach frustrierten und enttäuschten jungen Leuten, die sie dann in extra dafür umgebaute Busse zum Gebet einladen. Und dann geht's los. Die große Reise. Der Bus wird zum »Gefängnis«. Viel beten, wenig Schlaf. Wenig essen. Viel beten. Immer im Bus oder in der Glaubens-WG zusammen mit Glaubensgeschwistern. Nie allein. Viel beten. Emma wurde einer ziemlichen Gehirnwäsche unterzogen. Passiert eben. Doch Emmas Freunde waren kämpferisch veranlagt, wollten Emma aus der Sekte rausholen. Sie haben

---

41 S. 37
42 S. 37

die Sektenleute verfolgt, in ihrem Bau aufgespürt und Emma entführt. Sie dann zu ihren Eltern gebracht. Sie dort versteckt. Doch die Sektenfriedels gaben nicht auf. Sie bezogen Stellung vor dem Haus der Eltern und warteten ab. Und nach ein paar Tagen kam Emma aus dem Haus und stieg freiwillig wieder in den Bus.

Weshalb erzähle ich das? Weil offenbar diese in unseren Augen gefährliche (oder doch zumindest merkwürdige und überdurchschnittlich vereinnahmende) Truppe jener Emma irgendwas geben konnte, was sie woanders bis dato nicht gefunden hatte. Offenbar klaffte in ihrer Seele ein großes Loch, das ihre Freunde, ihr bisheriges Leben nicht ausfüllen konnten. So was gibt's eben. Und so kann es auch bei dem einen oder anderen Raucher sein. Der Meister hat kaum darüber gesprochen, wieso er denn derart abhängig war von den Zigaretten. Schließlich gibt es etliche Raucher, die mit wesentlich weniger als »einhundert Zigaretten«[43] am Tag auskommen. So ganz losgelöst von der eigenen Biografie kann man die Angelegenheit meines Erachtens nicht betrachten. Vielleicht ist des Meisters Sicht der Dinge etwas zu mechanistisch. Der Mensch als Maschine, als Menschmaschine, wie es einst der französische Philosoph La Mettrie in seinem gleichnamigen Buch formulierte. Der Mensch ist vielleicht *auch* Maschine – deshalb passen ja auch so viele meiner geliebten Autovergleiche auf ihn –, aber eben *nicht nur* Maschine. Insofern könnte es sein, dass das Nichtmehrrauchen nicht nur eine (durchaus wünschenswerte) Befreiung von einer Sucht darstellt, sondern gleichzeitig eine Lücke hinterlässt, die es zu erkennen und klug zu füllen gilt. Und zwar vom Raucher/Ex-Raucher selber. Man kann ja in so einen Raucher nicht hineinsehen. Aber ich will hier auch nicht rumpriestern und -psychologisieren, sondern nur mal was gesagt haben, was mir in der klassischen Antirauchliteratur etwas zu kurz gekommen scheint. Und für zu kurz Gekommene habe ich einen Sensus. Das können Sie mir glauben. Wer selber stiehlt, passt auf.

---

43 S. 51

8.
Der Meister vergleicht Rauchen mit dem Spritzen von Heroin und schreibt, dass dem Fixer lediglich das Beenden seiner Entzugserscheinungen »Spaß« mache, nicht das Spritzen an sich.[44] Ich behaupte an dieser Stelle mal, dass dem Fixer das Spritzen sicher unendliche Erleichterung verschafft. Aber hier auch nur an irgendeiner Stelle von »Spaß« zu reden, halte ich für vollkommen deplatziert.

9.
Der Meister schreibt, dass er in seiner Jugend ein fanatischer Nichtraucher war. Und dann, mit vierzig, ein Zigarettenjunkie.[45] Von dem Dazwischen erfahren wir: NICHTS! Kein Wort über die Umstände des Umschwenkens.

Sich selbst beschreibt er in der Zeit, als er Raucher war, als körperlich abhängigen und psychisch verkrüppelten »Zigarettenjunkie«[46]. Das mag ja so gewesen sein. Aber zum einen gibt es auch Raucher, auf die diese Zustandsbeschreibung nicht zutrifft, und zum anderen beschleicht mich bei dieser Selbstdarstellung, die vor des Meisters Läuterung liegt, das Gefühl, dass er damit *alle* Raucher als körperlich und psychisch labile Krüppel darstellen will. Das geht mir entschieden zu weit.

10.
Der Meister geht nur zu gern den Antworten auf seine eigenen Fragen aus dem Weg. Zum Thema Pfeiferauchen (was er eine Zeit lang als Ersatz versucht hat) schreibt er sehr kryptische Dinge:

> *Wenn ein Raucher die Handhabung der Pfeife einmal erlernt hat, scheint er glücklicher zu sein als jeder andere. Die meisten sind überzeugt, sie rauchten, weil ihnen ihre Pfeife schmeckt. Doch wa-*

---

44 Vgl. S. 42
45 Vgl. S. 51f.
46 S. 51

rum mussten sie diesen Genuss so mühsam erlernen, wenn sie vorher ganz glücklich ohne ihn lebten? Die Antwort lautet: Sobald Sie einmal nikotinsüchtig geworden sind, wirkt die Gehirnwäsche doppelt stark. Ihr Unterbewusstes weiß, dass die kleine Bestie gefüttert werden muss, und schaltet alles andere aus Ihrem Denken aus.[47]

Ich mach jetzt mal was ganz Verrücktes. Ich mache mal copy and paste mit dem Text und füge meine Kommentare so ein, als wollte ich eine E-Mail beantworten. Nur mal so zum Spaß, weil ich solche Textauseinanderpflückerei sehr schätze:

> *Wenn ein Raucher die Handhabung de Pfeife einmal erlernt hat,*
> *scheint er glücklicher zu sein als jeder andere.*

Wie kommt er zu dieser Behauptung? Es gibt viele Beschäftigungen, die Menschen gern machen und die diese Menschen während der Verrichtung glücklich oder zufrieden aussehen lassen. Manche dieser Verrichtungen muss man erlernen, manche kann man einfach so. Fertig.

> *Die meisten sind überzeugt, sie rauchten, weil ihnen ihre Pfeife*
> *schmeckt.*

Das ist mit sehr vielen Dingen so, dass man sie tut, weil man meint, sie gefallen einem. Vieles isst man auch, weil es einem schmeckt. Pfeife rauchen tut man oder frau vielleicht auch, weil es einem schmeckt oder zumindest behagt. Aber eins steht fest, Allen Carr kann nicht wissen, wovon die meisten überzeugt sind, während sie ihre Pfeife rauchen. Allen Carr macht sich hier zum allwissenden Erzähler, wie man einen Erzählstil in Romanen nennt, wenn der Erzähler in alle Köpfe und sogar in die Zukunft kucken kann. Kann Carr in Wirklichkeit aber gar nicht.

---

[47] Für dieses und die folgenden Zitate in Kursivsatz: S. 63

> *Doch warum mussten sie diesen Genuss so mühsam erlernen,*
> *wenn sie vorher ganz glücklich ohne ihn lebten?*

Erstens, wie mühselig es für jeden Einzelnen ist, etwas zu erlernen, kann Carr nicht wissen. Zweitens, wir lernen eine Menge, um etwas anders machen zu können, als wir es bisher getan haben. Zum Beispiel kochen, obwohl wir auch am Imbiss oder mit Stulle klarkamen. Drittens, niemand kann wissen, ob jemand vor dem Erlernen von etwas, und sei es Pfeiferauchen, glücklich gewesen ist oder nicht.

Allen Carr arbeitet mit Vermutungen und Unterstellungen.

> *Die Antwort lautet: Sobald sie einmal nikotinsüchtig geworden*
> *sind, wirkt die Gehirnwäsche doppelt stark.*

Die Gehirnwäsche, die Carr hier meint, ist die bezüglich der von den Medien und der Tabakindustrie vorgegaukelten Vorteile und Wirkungen des Rauchens. Somit mag der Satz oben stimmen. Aber er ist keine Antwort auf die Frage, die er weiter oben grad selber gestellt hat.

> *Ihr Unterbewusstes weiß, dass die kleine Bestie gefüttert werden*
> *muss, und schaltet alles andere aus Ihrem Denken aus.*

Na ja, ob die kleine Bestie wirklich immer gleich alles andere im Denken des Rauchers, zumal des Pfeifenrauchers ausschaltet, das lassen wir hier mal dahingestellt sein. Aber eins ist an diesem kurzen Abschnitt spannend: Aus dem Pfeifenraucher, der hier erst betrachtet wird, wird urplötzlich der Leser, der im letzten Satz direkt angesprochen wird.

II.
Der Meister schreibt immerzu von der Gehirnwäsche, der wir unterzogen würden. Durch die Gesellschaft, durch Freunde, Ver-

wandte, Kollegen.[48] Und die offenbar schuld sein muss an den vielen Raucherkarrieren, die immer noch täglich auf der ganzen Welt ihren Lauf nehmen. Aber so ganz kann das nicht stimmen. Also, dass da nur diese Gehirnwäsche von außen dran schuld sein soll. Denn es bleiben ja noch genügend Nichtraucher, die offenbar für diese Gehirnwäsche nicht anfällig sind.

12.

Der Meister beschreibt, dass er als junger Mann äußerst unentspannt war. »Es brauchte nur eines meiner Kinder etwas anzustellen, und ich geriet dermaßen in Rage, dass es in keinem Verhältnis zur Missetat stand. Ich fühlte mich wirklich von einem Dämon besessen.«[49]

Nun, bei allem Respekt für den Pionier auf dem Gebiet der Rauchentwöhnung, aber den Zigaretten die Schuld daran zu geben, dass der Meister mutmaßlich ein schwerer Choleriker war, geht wirklich zu weit. Offenbar hatte es eben doch Gründe, weshalb er so viel rauchen musste. Denn er beschreibt die Szene mit seinen Kindern ja nicht als Entgleisung während einer Entzugsphase. Nein, er beschreibt dies als seinen ganz normalen Alltag und den ganz normalen Umgang mit seinen Kindern. Ich kenne sehr viele Raucher, die durchaus friedlich und freundlich mit ihren Kindern umgehen können. An dieser Stelle würde ich den Meister doch gerne einmal zur Sachlichkeit mahnen beziehungsweise um ein differenzierteres Selbstbild bitten. Aber dazu ist er nicht bereit, schreibt er doch weiter: »Das Traurigste ist, dass ich heute nicht mal meine Kinder davon überzeugen kann, dass das Rauchen die Ursache meiner Gereiztheit war.«[50] Mich kann er davon auch nicht überzeugen. Und offenbar hat sich der Meister auch nicht immer tapfer seinen eigenen Lebenslügen gestellt.

---

48 Vgl. S. 54
49 S. 63
50 S. 63

Wenn ich es mir so richtig überlege, ist mein ganzes Buch, das Geschreibsel, dass ich hier für Sie und wohl auch für mich selbst veranstalte, irgendwie auch ein Appell, sich mutig und unverzagt seinen eigenen Lebenslügen zu stellen. Erstens kann es nicht schaden, hier und da mal bei sich selbst aufzuräumen. Zweitens kann man dann auch eher Lebenslügen bei anderen erkennen, tolerieren und, wenn gewünscht, dabei helfen, sie offenzulegen, aufzulösen und vielleicht für immer zu beenden.

Ich kenne Raucherinnen und Raucher, die das Rauchen vor ihren Eltern geheim halten. Ich kenne welche, die das Rauchen vor ihren Kindern geheimhalten. Über den heimlichen Raucher hat Carr ein ganzes Kapitel geschrieben.[51] Darin beschreibt er, wie er Streit vom Zaun gebrochen hat, um Rauchen zu können, und sein Gerauche vor seiner Frau geheim gehalten hat, bis sie es ihm auf den Kopf zugesagt hat. Er schreibt: »Ein ansonsten wahrheitsliebender Mensch zwingt sich, seine Familie und Freunde zu täuschen.«[52] Dann fügt er an, dass das wohl jeder schon mal so erlebt habe. Nein, ich zum Beispiel habe das nie erlebt. Und ohne weiter darauf eingehen zu wollen, was das über Carr sagt, möchte ich einfach nur ganz vehement der Tatsache widersprechen, das an solch einem Verhalten die Zigarette schuld ist. Nein, das hat jeder selbst zu verantworten.

Und noch eins: Sollten Sie ein heimlicher Raucher sein, dann entscheiden Sie sich doch: Entweder Sie hören auf, damit die Heimlichkeiten aufhören. Oder aber Sie entschließen sich, öffentlich zu rauchen. Und dann, wenn Sie sich das getraut haben, dann hören Sie einfach irgendwann auf. Vielleicht müssen Sie da durch, einfach mal zu Ihrem Laster zu stehen. Und dann können Sie es irgendwann hinter sich lassen. Das wären doch gleich zwei aufregende Erfahrungen in Ihrem Leben, oder?

---

51 Vgl. S. 116ff.
52 S. 117f.

13.
Der Meister schreibt: »Zigaretten füllen keine Leere. Sie schaffen sie!«[53]

Ja und nein. Eine Bekannte, Verhaltens-Therapeutin von Beruf, erzählte mir, dass sie im Zusammenhang mit dem Rauchen eine gewisse Intimität wahrgenommen hätte, die sich nach Feierabend bei den halb dienstlichen Treffen mit den Kollegen eingestellt hätte. Das Rauchen hat einen enorm starken Symbolcharakter: Zigarette an – Arbeit aus! Wenn die Ersten ihre Zigaretten angezündet haben, dann wird es gemütlich, dann wird es privat, und man erzählt schon mal persönlichere Dinge als sonst.

Ist die Glut an, sind die »Kameras« aus. In der Politik gibt es einen Begriff dafür, wenn Politiker vor Journalisten Dinge besprechen, die nicht für die Öffentlichkeit bestimmt sind. Unter drei! Die Zigarette signalisiert anscheinend in Gesprächskreisen unter Arbeitskollegen: »Unter drei! Wir sind unter uns. Ich bin zwar für den Klienten der Helfer. Aber hier bin ich eben auch Mensch, mit Schwächen und mit Hilflosigkeiten.«

Diese Bekannte meinte, bemerkt zu haben, seit es verboten ist, in Cafés zu rauchen, und die Leute vor die Tür gehen müssen, gehe der intime, vertrauliche Gruppencharakter dieser Treffen verloren. Das »Verschwörerische« werde immer wieder unterbrochen, weil eben der eine oder andere rausgehe zum Rauchen. Dieses Ums-Lagerfeuer-Sitzen und den Tag oder die aktuellen Problemstellungen Revue passieren zu lassen, sei nicht mehr so einfach. Das glaube ich gerne. Ich glaube auch, dass ich aus diesen Gründen nun nicht mehr anfangen würde zu rauchen. Aber ein Problem für die Gruppendynamik stellt es dar, weil wir es bisher so gewohnt waren. Vielleicht müssen einfach neue Symbole, Signale, Rituale gefunden werden – in einer Nichtraucherwelt für ein gemeinsames Miteinander von Nichtrauchern, Rauchern und Ex-Rauchern.

---

53 S. 67

14.

An dieser Stelle möchte ich noch einmal auf das Thema Gehirnwäsche eingehen. Viele Raucher, mit denen ich gesprochen habe, können mit dem Buch des Meisters nichts anfangen, eben weil er eine Gehirnwäsche benutzt. Er entlarvt die »Gehirnwäsche« durch das Nikotin[54] und installiert eine neue – seine eigene, selbst erfundene Gehirnwäsche! Homemade. Vielleicht ist das nicht der Königsweg. Ich erinnere mich an den Film *Das Dorf* (*The Village*, von M. Night Shyamalan). In dem geht es um ein paar Leute, die ein von Wald umgebenes, abgeschiedenes Stück Land gekauft haben und dort leben wie im 19. Jahrhundert. Nur die Ältesten wissen von dem Betrug und um die Tatsache, dass in Wirklichkeit schon das 21. Jahrhundert begonnen hat. Sie sind es auch, die ab und zu in die Verkleidung von Dämonen schlüpfen, die angeblich das Dorf bedrohen. Die Abmachung mit den Dämonen sei, diese kommen nicht ins Dorf, solange die Dorfbewohner nicht in den Wald gehen. Die Dämonen wurden installiert, um die strengen Regeln rechtfertigen zu können und natürlich um den Zusammenhalt zu fördern. Letztlich artet die ganze Geschichte aber doch aus, und es wird klar, dass es auf Dauer nur eine Illusion ist, ein Leben auf Illusionen aufzubauen. Hier zeigt sich die von mir schon einmal angesprochene Problematik bezüglich des Geheimwissens einiger weniger, die meinen, sie könnten ruhig mehr wissen als andere, weil sie glauben, dass es in Ordnung ist, wenn anderen Menschen Wissen vorenthalten wird – zu deren Bestem. Statt darüber lange zu diskutieren, möchte ich Ihnen mit der RAUCHPAUSE lieber eine Methode anbieten, die auf Elemente von Gehirnwäsche weitestgehend verzichtet.

---

54 Vgl. S. 46ff.

15.
Der Meister schreibt, dass Raucher ihr Essen nicht genießen können.[55] Es mag sein, dass es solche Raucher gibt. Vielleicht war der Meister auch so einer. Auf mich trifft das nicht zu. Ich habe Essen immer genießen können. Allerdings habe ich die Zigarette danach auch immer sehr gut gefunden. Eine fatale Verknüpfung, die mich trotz des Rauchens immer mit einem ansehnlichen Übergewicht gesegnet hat. Vor der Gewichtszunahme nach dem Aufhören hatte ich als Raucher also nie Angst. Obwohl es diese bei manchen Leuten mit Sicherheit gibt. Mir scheint, der Meister ist in vielerlei Hinsicht zu sehr von sich ausgegangen. Er stellt es so dar, dass Raucher im Prinzip alle ungesund leben. Zu viel Alkohol trinken und zu viel essen. Mag sein, dass er, so wie er schreibt, vor dem Aufhören dreizehn Kilo mehr gewogen hat als danach.[56] Aber erstens führt er das nicht näher aus, und zweitens ist dies nicht meine Erfahrung bei der Beobachtung von Rauchern und Raucherinnen. Vor allem nicht bei Frauen. Wie gesagt, bei mir spielt das keine Rolle. Also, keine erhebliche und schon gar keine problematische. Das mag bei anderen ganz anders sein. Dass Carr bei vielen Dingen von sich ausgeht, ist die eine Sache. Das mache ich auch oft. Aber ich unterstelle keine Allgemeingültigkeit. Zum Beispiel seine Darstellung der inneren Situation, wie man auf Partys darunter leidet, in der einen Hand das Glas und in der anderen Hand die Zigarette zu halten und dabei noch darüber nachzudenken, ob das Gegenüber nun den schlechten Atem riecht oder die Flecken auf den Zähnen sieht,[57] scheint mir doch reichlich an der Zigarette herbeigesogen. Vielleicht traf es auf Carr zu, vielleicht war er ein Kontrollfreak oder sehr eitel. Oder durch seinen enormen Zigarettenkonsum eben wirklich schon mit diversen körperlichen Insuffizienzen geschlagen. Ich war in meinem Leben auf

---

55 Vgl. S. 68
56 Vgl. S. 132
57 Vgl. S. 69

so einigen Partys. Als Künstler hatte ich viel mit Künstlern und deren geselligem Beisammensein nach Auftritten zu tun. Ich hatte nie den Eindruck, dass sich einer der Kollegen während eines Gesprächs mit anderen Kollegen oder Damenbekanntschaften je auch nur eine Sekunde darüber Gedanken gemacht hat, ob er grad nach Qualm riecht oder welche Farbe seine Zähne haben.

Erstens ist auf Partys meist Schummerlicht. Zweitens weiß, wer sich mit einem Raucher unterhält, ja, auf was für Begleiterscheinungen er sich einlässt. Viele Raucher rauchen zudem gar nicht so viel, wie es der Meister getan hat. Auch haben sie keine Flecken auf den Zähnen. Oder wenn doch, lassen sie die ab und an entfernen. Ich kenne Raucher mit wahnsinnsguten Zähnen. Und, das sei an dieser Stelle deutlich gesagt, es gibt auch viele Nichtraucher mit fleckigen Zähnen und entsetzlichem Mundgeruch. Zum Beispiel Lutz und Undine. Jawohl. Und was heutzutage an Koordination verlangt wird, um ein herkömmliches Computerspiel zu spielen, dagegen ist das Halten von Zigarette und Glas doch eine vergleichsweise einfache Übung. Ich, weil ich ziemlich große Hände habe, konnte das sogar meist mit einer Hand, sodass ich mit der anderen noch nach den Chips greifen konnte. Und zwar mit den Salzstangen, die ich wie chinesische Essstäbchen hielt und benutzte.

So sieht's aus.

16.

Es ist keine Frage des mangelnden Selbstvertrauens, ob jemand raucht oder nicht. Womit ich jetzt mal nicht die besondere Situation der Jugendlichen und ihrer Rituale meine. Nicht alle Raucher haben »schwarze Schatten« im Hinterkopf,[58] womit der Meister, wenn ich seine Worte richtig interpretiere, wohl das schlechte Gewissen meint. Raucher werden auch nicht von der Hälfte der

---

[58] S. 69

Menschheit verachtet.[59] Die meisten Menschen machen sich da gar nicht so viele Gedanken darüber wie der Meister, der seine Saulus/Paulus-Mentalität bezüglich des Rauchens nicht verbergen kann. Aber ich hatte ja schon angedeutet, dass ich es für wesentlich ganzheitlicher, ehrlicher und auf Dauer wirkungsvoller halte, sich nicht in diese Feindschaft gegenüber der eigenen Vergangenheit, sprich, gegenüber (Noch-)Rauchern zu begeben. Ich war dreißig Jahre lang Christ. Das werde ich nicht leugnen, und ich werde deshalb nicht ständig auf Christen rumhacken, nur weil sie in meinen Augen noch in einer Art religiöser Abhängigkeit oder Wahn stecken. Ich werde auch nicht polemisch behaupten, dass sie sich ganz ekelerregend beschmutzen an Körper, Geist und Seele, nur weil sie regelmäßig gemeinsam den Leib und das Blut ihres Gottes aufessen. Bitte sehr, sollen sie doch, solange sie mich in Ruhe lassen. Es soll ja sogar Raucher geben, die mithilfe von Jesus von der Zigarette losgekommen sind. Wenn da mal nicht eine Art von Gehirnwäsche ...

17.
Der Meister vergleicht Rauchen mit Herpes[60] und bringt folgenden Vergleich, den ich hier sinngemäß zusammenfasse: Du bekommst Herpes. Jemand gibt dir eine Salbe, die dagegen hilft. Du wirst abhängig von der Salbe. Der Herpes wird immer schlimmer. Du liest in einer Fachzeitschrift, dass du den Herpes nur abheilen lassen musst, dann bräuchtest du keine Salbe mehr. Die Salbe sei sogar verantwortlich dafür, dass der Herpes sich immer weiter ausbreite.

Dabei erklärt der Meister aber nicht, wie es überhaupt zum Herpes kam und was die Alternative zu der Salbe gewesen wäre. Bekanntlich hinken die meisten Vergleiche. Dieser Vergleich hat Herpes.

---

59 Vgl. S. 69
60 Vgl. S. 70f.

18.
Der Meister spricht in Kapitel 15 seines Buchs von der Selbstversklavung, die der Raucher durchleidet. Er behauptet: Der Raucher »verdrängt die Tatsache, dass er sich sein ganzes Raucherdasein lang wünscht, er wäre ein Nichtraucher.«[61] Mag sein, dass es solche Leute gibt. Aber nicht mal bei Carr selber kann ich mir vorstellen, dass er sein Leben lang so gedacht hat. Warum also verallgemeinert er dies?

19.
Wieso glaubt der Meister, andere, jüngere Leute damit beeindrucken zu können, wie viel Geld sie im Leben fürs Rauchen ausgeben, wo ihn das doch offensichtlich auch nicht sonderlich interessiert hat? Es ist eine Päpstlicher-als-der-Papst-Attitüde, die ihn dabei reitet. Der Meister berichtet, dass er Menschen das Angebot gemacht hätte, sie ein Leben lang mit Zigaretten zu versorgen, wenn sie ihm dafür sofort 5000 Mark (2500 Euro) zahlen würden.[62] Und dann wundert er sich darüber, dass niemand solch ein Angebot annehmen wollte. Ich kann mir gut vorstellen, dass auch dieses Von-oben-herab die Angesprochenen davon abhielt, sich auf diese persönliche Ebene mit so einem militanten Rauchfeind einzulassen. Wie oft betont der Meister, dass es letztlich nicht sein Verdienst war, dass er vom Rauchen loskam? Wie ich schon mehrfach angedeutet habe, geht der Meister in seiner Güte aber leider auch nicht weiter darauf ein, wie genau es zu diesem Wunder kam. Das ist wie mit dem Quellcode bei Microsoft. Der bleibt geheim. Deshalb gibt's ja auch die Open Source und Linux. Und deshalb kann ja auch fast kein Computer-Friedel, der was von der Materie versteht, Microsoft leiden. Weil der Konzern auf seinem Gebiet eine uneingeschränkte Macht ausübt und einen auf Geheimniskrämer macht.

Soll der Meister sich doch freuen, dass er vom Rauchen losge-

---

61 S. 72
62 Vgl. S. 76

kommen ist. Grund genug hatte er ja. Aber dann noch – scheinbar gut gemeint – mit Geld wedeln, zeugt noch nicht wirklich von menschlicher Größe. Ich finde es mehr als verständlich und nachvollziehbar, dass man sich nicht in Abhängigkeit von so jemandem begeben möchte. Und allein die Tatsache, dass niemand auf das Angebot eingegangen ist, sollte doch dazu geführt haben, auch mal den Charakter solch eines Angebots und den Gestus dahinter zu hinterfragen, anstatt dies nun auch wieder den verstockten und bockigen Rauchern in den Aschenbecher zu schieben. Wenn ein Therapeut behauptet, dass er rausgefunden hat, wie man besonders oft und lange kann und wie er damit jede Frau zum Höhepunkt bringen kann, auch in schweren Fällen von Frigidität, und es solle jetzt ein Mann seine Frau mal zur Verfügung stellen, und er würde ihm zeigen, wie es geht, dann ist es vorstellbar, dass so schnell niemand auf sein Angebot eingeht und die Betroffenen lieber auf eine weniger vereinnahmende Form der Therapie warten. Vermutlich hinkt auch mein Vergleich, oder leidet an Erektionsschwäche, aber bestimmt haben Sie trotzdem verstanden, was ich andeuten wollte.

20.

Der Meister meint, dass Raucher dazu neigen zu viel zu essen und zu trinken. Dazu komme eine »allgemeine Schlappheit«.[63]

Bestimmt gibt's solche Raucher. Es gibt aber auch andere. Nämlich die, die sehr wenig essen, kaum schlafen und unglaublich erfolgreich irgendwelche Start-up-Unternehmen leiten oder als Künstler und Schauspieler erfolgreich durch die Lande ziehen. Und es gibt Nichtraucher, die sich ewig müde fühlen, zu viel essen oder trinken und es nicht mal schaffen, ein Cigar Aficionado-Abo abzubestellen, das ihnen ein taubstummer Rentner vor den Schönhauser-Allee-Arkaden verkauft hat. Hier also würde ich dem Meister Schwarz-Weiß-Malerei unterstellen wollen. »Tendenziöse Berichterstattung« nennt man so was wohl im Journalistendeutsch.

---

63 S. 85

21.

Ein kleines Beispiel für die Unsachlichkeit und Unlogik des Meisters in Bezug auf Personen, die anders rauchen, als er es tat. Zitat: »Der Raucher, der nur morgens und abends raucht: Er bestraft sich während einer Tageshälfte mit Entzugsstress, um ihn dann in der anderen Tageshälfte zu beseitigen. Wieder sollten Sie ihn fragen, weshalb er denn nicht den ganzen Tag raucht, wenn es ihm einen solchen Genuss verschafft, oder warum er überhaupt raucht, falls er keinen Genuss davon hat.«[64]

Ich möchte hier nur auf die Dreistigkeit hinweisen, mit der der Meister hier vorgeht: Wenn mir jemand erzählt, dass er nur morgens und abends je eine Tasse Kaffee trinkt, weshalb sollte ich dies infrage stellen, nur weil ich persönlich über den Tag verteilt zwanzig Tassen Kaffee trinke? Vielleicht bestraft sich oben beschriebener Raucher gar nicht. Und weshalb soll jemand seinen Genuss (von mir aus sein Laster) nicht dosieren dürfen beziehungsweise eben *können*? Bei Alkohol stellt sich doch auch nicht die Frage, weshalb man nicht den ganzen Tag säuft. Wenn ich abends ein Glas Rotwein vor dem Schlafengehen trinke, dann muss ich doch nicht den ganzen Tag Rotwein trinken, nur weil es mir abends Spaß macht. Und ja, ich könnte sicher auch ohne Rotwein zurechtkommen.

Manchmal geht der Meister zu weit mit seinen Angriffen gegen das Rauchen und für meinen Geschmack nicht weit genug in der Selbstreflexion. Denn immer wieder lese ich eine gewisse Arroganz, mitunter sogar Aggression aus seinen Zeilen heraus. Vielleicht hätte er an ein weiteres Buch denken sollen: »Endlich Nicht-Wüterich!«

22.

Oder mal ein Buch: »Endlich Nicht-Aufschneider!«. Der Meister behauptet von sich, mehr über die »Geheimnisse des Rauchens«

---

64 S. 109

zu wissen, »als sonst jemand auf diesem Planeten.«[65] – Nun, ein paar Geheimnisse hat er, wie jeder große Zampano, mit ins Grab genommen. Schade eigentlich. Auch hier schimmert hell und deutlich sein Hang zum Größenwahn durch, den er auf groteske Weise noch konsolidiert durch den Satz auf S. 51 im Kapitel über Gehirnwäsche, in dem er erklärt, dass von allen, denen er geholfen hat, er »selbst der größte Idiot war«.

Und im Kapitel »Was gebe ich auf?« baut er seine Poleposition gegenüber anderen Rauchern noch aus mit: » (...) dass alle anderen (...) denselben Alptraum durchmachten wie ich. Er war nicht so schlimm wie meiner, aber ...«[66]

Sicher hat Carr sich in vielerlei Hinsicht mit dem Phänomen Rauchen befasst. Aber keinesfalls hat er in jeder Hinsicht mit offenen Karten gespielt. Und er hat ganz offensichtlich im Laufe der Zeit eine Form der Selbstüberschätzung entwickelt, die zumindest mir nicht zusagt.

23.
Im Kapitel über den richtigen Zeitpunkt schreibt der Meister, dass er bei Ausbruch des Weltkrieges fünf Jahre alt gewesen sei und zwei Jahre, getrennt von seinen Eltern, bei fremden Menschen einquartiert war, die ihn nicht gut behandelten. »Das war eine unangenehme Zeit in meinem Leben, aber ich wurde damit fertig. Ich glaube nicht, dass sie dauernde Narben in mir hinterlassen hat; im Gegenteil, ich glaube, dass dadurch meine Persönlichkeit gestärkt wurde. Wenn ich auf mein Leben zurückblicke, gibt es nur eins, womit ich nicht fertig wurde, und das war die Abhängigkeit von diesem teuflischen Kraut.«[67]

Mir fällt dazu als Erstes nur ein von mir selbst erfundener Satz ein: »Es ist nicht richtig, das Klopapier für die ganze Schei-

---

[65] S. 121
[66] S. 72
[67] S. 126

ße verantwortlich zu machen.« – Der Satz passt vermutlich nicht so richtig. Er soll ein bisschen wachrütteln. Wieder einmal haben wir es mit Carrs Dämonisierung des »teuflischen« Krauts zu tun. Wenn man auf dieser Linie bleibt, dann ist das Teufelszeug ja vielleicht wirklich an allem Schuld. Vielleicht hat Adam ja gar nicht in einen Apfel gebissen, den ihm Eva hingehalten hat. Vielleicht hat die Teufeline ihm eine Fluppe unter die frisch modellierte Nase gehalten, und in Wirklichkeit hat gar nicht Gott die Welt erschaffen, sondern sie ist eine Erfindung der Tabakindustrie. Und der Turmbau zu Babel war kein widergöttliches Phallussymbol, sondern eine riesige, symbolische Zigarre, die die Weltherrschaft der Tabakindustrie einläuten sollte. Die Weltkriege? Immer werden sie der Rüstungsindustrie in die Schuhe geschoben. Und was ist mit den Unmengen Zigaretten, die im Krieg, in Gefangenschaft, in den Lazaretten geraucht wurden? Vielleicht waren und sind Kriege nichts anderes als verschleierte Werbekampagnen der Tabakindustrie!? Und vielleicht wird die Welt auch gar nicht von den Amerikanern, den Juden, dem britischen Adel, der Hochfinanz, den Illuminaten, dem Vatikan oder den Befugten[68] gesteuert und gelenkt, sondern von der Tabakindustrie. Wenn Sie das jetzt für eine Verschwörungstheorie halten, liegen Sie goldrichtig. Aber wer sagt uns denn, dass der Meister nicht nur eine Marionette der Tabakindustrie ist, die extra dafür erschaffen wurde, damit wir aufgrund seiner Polarisierungen und einseitigen Schuldzuweisungen Richtung Zigarette und Tabakindustrie denken sollen, dass es so schlimm ja eigentlich gar nicht sein kann. Und wir eben aus Trotz gar nicht erst aufhören zu rauchen oder, noch schlimmer, aus Trotz sogar damit beginnen.

So weit, so gut. Ich wollte nur mal ein bisschen unsachlich

---

[68] Sind Ihnen schon mal die Schilder mit der Aufschrift »Unbefugten ist der Zutritt verboten!« aufgefallen? Und wo es Unbefugte gibt, muss es ja wohl auch irgendwo *Befugte* geben, oder nicht!? Dank an meinen Freund und Kollegen Volker Strübing, dem diese Tatsache offenbar als Erstem und Einzigen aufgefallen ist.

sein, weil ich des Meisters sehr einseitige Sicht auf die Dinge und sich selbst nicht teilen möchte. Natürlich ist es toll, gut und richtig, mit dem Rauchen aufzuhören. Wenn man es kann und der Zeitpunkt dafür da ist. Und vermutlich ist ein Blick auf das eigene Leben und die eigene Vergangenheit auch nicht verkehrt. Ich will hier auch nicht endlos küchenpsychologisieren, obwohl das Spaß macht und ich es gerne tue. Aber ich mag nun mal den Spruch aus einem Tempel in Delphi: »Erkenne dich selbst« ... Und angeblich, ich war noch nicht dort, steht dort noch mehr: »Erkenne dich selbst, und du erkennst Gott und die Welt!« Ich schreibe das, um anzudeuten, dass man oft den Dingen nicht auf den Grund geht, wenn man die Schuld immer nur außerhalb von sich sucht. Sprich, dreiunddreißig Jahre schwere Abhängigkeit von Zigaretten einfach nur den Zigaretten und der dahintersteckenden Tabakindustrie zuzuschreiben, halte ich für verfehlt, oder wenn Sie so wollen: für unaufrichtig. Carr hat offenbar sein Leben lang nicht nur mit unglaublich vielen Zigaretten am Tag zu kämpfen gehabt, sondern vermutlich auch mit düsteren Dämonen und schwarzen Schatten der Vergangenheit. Als Erlöster hat er seinen Blick dann nur noch auf das teuflische Rauchen fokussiert. In dieses Phänomen floss all seine Energie, seine Wut, seine Traurigkeit, sein Hass.

Das fühlt sich für mich nicht gesund an, und somit scheint mir letztlich seine Methode, sein Umgang mit den Menschen, den Rauchern, ebenfalls ungesund zu sein. Die heutzutage viel zitierte Augenhöhe scheint mir da nicht eingehalten zwischen Therapeut und Klient.

Aber noch mal kurz an den Anfang dieses Abschnitts. Carr schreibt, dass er als Fünfjähriger durch Bomben sein Heim verloren hatte und infolgedessen zwei Jahre von seinen Eltern getrennt gewesen war. Er merkt dazu an, dass dies eine »unangenehme Zeit« war. Aber! *Er* wurde damit fertig. Und weiter »Ich glaube nicht, dass sie (diese Zeit) dauernde Narben in mir hinterlassen hat; im Gegenteil, ich glaube, dass dadurch meine Persönlichkeit gestärkt wurde.«[69] An dieser Stelle des Buches war ich perplex. Verblüfft. Verstört. Kein Kind geht aus so einer Kriegsscheiße mit Bomben und Zerstörung und anschließender Isolation von den Eltern »gestärkt« hervor. In meinem Freundes- und Bekanntenkreis gibt es grad eine Menge Fünfjährige. Ich habe oft große Freude an diesen pfiffigen, kleinen Klugscheißern und wissbegierigen Weltentdeckern. Aber so laut und stark sie auf der einen Seite sind, so zerbrechlich, schutz- und liebesbedürftig sind sie auf der anderen. Ich könnte mir keins der Kinder vorstellen, das im Kriegs- oder Katastrophenfalle mit Entwurzelung und Ent-Elterung nicht tiefgreifende seelische Störungen erlitte. Carr sieht das bei sich nicht so. Offenbar hat man ihm das so eingeredet. Oder er sich selber. Dreiunddreißig Jahre schwerste Nikotin-Abhängigkeit und zumindest temporäre schwere Choleriker-Attitüden sprechen für mich eine andere Sprache.

Seine Kriegserlebnisse als Kind haben sich in seiner Seele vielleicht so eingegraben und abgekapselt wie der Granatsplitter in Großvaters Bein. Und die Zigaretten waren für Carr womöglich die Schmerztabletten, die er über Jahrzehnte im Übermaß missbraucht, aber ganz offensichtlich eben auch *gebraucht* hat.

Je länger ich über den Meister nachdenke, desto besser verstehe ich ihn. Seit der ersten Fassung meines Buches ist auch in meinem Leben viel geschehen. Zwischenzeitlich ist meine Mutter verstorben. Ich bin jetzt Vollwaise. Ein für mich schwer zu ertragender Zustand. Carr erinnert mich in vielerlei Hinsicht an meine Eltern, die beide auf ihre Art den Krieg mitgemacht haben. Mein Vater als Soldat. Meine Mutter als Flüchtling. Dieser Generation wurden kaum Möglichkeiten zur Verfügung gestellt, ihre Wunden an Körper, Geist und Seele zu heilen. Daher auch diese Unerbittlichkeit, diese Rechthaberei in vielen Dingen. Eine Härte gegenüber Phänomenen, die als falsch, feindlich und ungut wahrgenommen werden.

---

[69] S. 126

Es ist diese »Reiß-dich-zusammen«-Mentalität. Die »Ein-Junge-weint-nicht«-Mentalität. Diese »Nur-über-meine-Leiche«-Statements. Dieses »Ich-weiß-wovon-ich-rede«-Gehabe. Aber das ist eben nicht alles. Das reicht aus meiner Sicht nicht für einen dauerhaften Erfolg im Umgang mit Schwächen und Süchten.

Einst las ich den schönen Satz: »Die Tatsache allein, dass jemand etwas schon seit zwanzig Jahren so macht, ist kein Garant dafür, dass er es zwanzig Jahre lang richtig gemacht hat.«

24.
»Werde ich die Zigaretten vermissen?«[70] So fragt der Meister stellvertretend für den Leser in der Überschrift von Kapitel 29 seines Buches und antwortet: NEIN![71]

Das ist kategorisch. Das ist subjektiv. Eine sehr viel authentischere Antwort könnte lauten: »Ich, der Meister, habe die Zigaretten nicht vermisst, und ich wünsche Ihnen, dass es bei Ihnen genauso sein möge! Aber die Wirklichkeit sieht, zumindest am Anfang, leider meist anders aus.« Das aber sagt er nicht. Natürlich vermisst man die Zigarette und gerät immer wieder in gefährliches Fahrwasser, auch wenn man nicht unmittelbar nach dem Aufhören zu einer Kanutour in die kanadischen Wälder aufgebrochen ist. Aber gerade deshalb schreibe ich dieses Buch, um Ihnen ein paar Möglichkeiten aufzuzeigen, wie Sie damit umgehen können. Denn ob der Raucher beziehungsweise der Ex-Raucher eher körperlich oder eher psychisch abhängig ist oder die Abhängigkeit eine unheilvolle Mischung aus beidem darstellt, spielt keine Rolle. Auf jeden Fall hat er in der ersten Zeit mit der Versuchung zu kämpfen, die unter anderem auch von jenen Mitmenschen ausgeht, die munter weiterrauchen und fast alle so aussehen, als ginge es ihnen damit auch noch blendend. Diese kurzen Momente des Verlangens haben es in sich und müssen bewältigt werden.

---

70 S. 128
71 Vgl. S. 128

Eine kurze Anekdote zum Thema Verlangen: Ein guter Bekannter ist Alkoholiker. (Der Meister hat ja auch ein Buch darüber geschrieben, wie man mit seiner Methode aufhören kann zu trinken, aber da denke ich, dass er sich da verhoben hat. Das ist sicher bereits seinem Alleinseligmachungs-Anspruch geschuldet.) Guter Bekannter, nennen wir ihn mal Günter, was ein guter Name für einen Muster-Alkoholiker ist, wie ich finde, hat es also partout nicht geschafft aufzuhören. Nicht mit Medikamenten, nicht mit Therapeuten, nicht dadurch, dass er sich öfter mal selbst eingeliefert hat in die entsprechenden Einrichtungen. Das Elend wurde immer größer. Irgendwann verließ er nicht mal mehr seine Wohnung (in Wirklichkeit eine dunkle, dreckige, unaufgeräumte Höhle, in die nicht mal mehr Leute wie ich, die schon viel Schlimmes gesehen haben, reingelassen wurden), außer um schnell ein paar Biere für den Tag zu besorgen. Die Angst vor Lärm, Hektik und Menschen wurde immer stärker. Allmählich reifte bei Günter der Entschluss, es doch ernsthaft und mit professioneller Hilfe zu versuchen. Entzugsklinik! Drei Monate! Und das hat dann auch geklappt. Bis jetzt jedenfalls. (»Allet Jute, Jünter, falls du das hier mal liest, denn mit ohne Rauchen hat es ja bei dir noch nicht geklappt und das bisschen Hartz-IV-Kohle reicht ja vorne und hinten nicht für Zigaretten!«) Jedenfalls hat Günter mir erzählt, dass die recht hübsche, nachgerade rattenscharfe Therapeutin morgens in der ersten Gesprächsrunde immer zuerst nach dem »Verlangen« gefragt hätte. Günter hätte sich immer einschiffen können vor Lachen über das Wort und hat es dann, als er mir später parodierend davon erzählte, auch immer sehr dezidiert und betont ausgesprochen. »Ver-lan-gen«. Jede einzelne Silbe betont, mit einer Weichheit, die dem Wort eine ungeheure Obszönität verlieh. Ende der Anekdote.

Damit wollte ich nur darauf hinaus, dass, wo eine Sucht ist, auch ein Verlangen da ist und bleibt. Zumindest in der Anfangsphase der Entwöhnung. Dass der Meister dies nahezu leugnet und kleinredet, finde ich gefährlich und in Bezug auf die Realität unangemessen. Vielleicht hatte er kein Verlangen. Vielleicht konnte er aufgrund seiner dreiunddreißigjährigen Erfahrung mit *der Bestie* einfach leichter mit dieser umgehen. Das ist aber nicht immer der Fall. Jemand, der sich dreiunddreißig Jahre bei jeder sich bietenden Gelegenheit geprügelt hat und es sich dann aus gesundheitlichen Gründen abgewöhnt hat, kann der Versuchung oder den jeweiligen Situationen, wo eine kleine Keilerei in der Luft schwebt, sicher gut aus dem Weg gehen oder der Sache mit Blicken, Worten, Gesten oder Verschwinden ausweichen. Ein anderer bekommt vielleicht Panik und meint, lieber erst mal zuhauen zu müssen, ehe was Schlimmes passiert.

Wieder ein Vergleich, von dem man gar nicht weiß, ob er so toll ist. Will nur sagen, dass jeder anders ist und die unterschiedlichen Ausprägungen der menschlichen Psyche äußerst mannigfaltig sind.

25.

Der Meister wird nicht müde, darauf hinzuweisen, dass nicht der Nichtraucher etwas entbehrt, sondern der Raucher, nämlich: Gesundheit, Energie, Geld, Selbstvertrauen, inneren Frieden, Mut, Gelassenheit, Freiheit, Selbstachtung.[72] Selbst wenn wir mal offen lassen, ob das so stimmt, also ob dies der Raucher wirklich alles entbehrt und der Nichtraucher das alles hat, so muss doch an dieser Stelle deutlich darauf hingewiesen werden, dass es sich bei seinen Lesern, ebenso wie bei meinen, eben nicht um (echte) Nichtraucher handelt, sondern um Ex- oder trockene Raucher, die in erster Linie mit der Situation des Nicht-*mehr*-Rauchens konfrontiert sind. Sich also gar nicht so sehr darüber freuen können, dass nun Gesundheit, Energie, Geld, Selbstvertrauen, innerer Frieden, Mut, Gelassenheit, Freiheit, Selbstachtung etc. in ausreichendem Maße vorhanden sind, sondern damit zu kämpfen haben, nicht rückfällig zu werden. Sich über all das freuen zu dür-

---

72 Vgl. S. 130

fen, ist sicher ein schöner Trick aus der Trickkiste des positiven Denkens. Aber das ist erst der zweite Schritt, der irgendwann auch zu einem sehr mächtigen Instrument werden kann. Aber zuerst gilt es, dem Ansturm des Verlangens zu trotzen. Und dabei möchte ich Ihnen helfen!

Und ich komme nicht umhin, ganz deutlich darauf hinzuweisen, dass der Fakt, ob man Gesundheit, Energie, Geld, Selbstvertrauen, inneren Frieden, Mut, Gelassenheit, Freiheit, Selbstachtung hat oder nicht, absolut nichts damit zu tun hat, ob man raucht oder nicht. Das ist lediglich eine Behauptung. Und diese Behauptung ist eine Anmaßung.

26.
Unter dem Stichwort »Entzug« schreibt der Meister: »Zigaretten machen nicht den Reiz ... einer geselligen Runde aus, sondern sind deren Ruin.«[73]

Das habe ich aber anders erlebt. Und das wurde mir auch anders berichtet von Leuten, die noch rauchen, in einer Zeit, wo es immer schwieriger wird, diesem Laster an öffentlichen Orten zu frönen. Dazu hatte ich mich ja schon geäußert, auch in Bezug auf die Symbolkraft der Zigarette. Was ist das für ein unüberlegtes Pauschalurteil eines militanten Ex-Rauchers, der an der Kippe herbeizieht, was er benötigt, um seine oft auf sehr wackligen Beinchen stehenden Thesen zu unterstreichen? Weder als Nichtraucher noch als Raucher, weder als Kind, Jugendlicher oder Erwachsener habe ich Zigaretten oder das Rauchen jemals als Partykiller wahrgenommen. Vielleicht sieht das in zehn Jahren anders aus und diese Signalwirkung »It's party time!« geht dann von ganz anderen Dingen aus. Vielleicht von bunten Plastiksäckchen, die mit einer Mischung aus Sauerstoff und Lachgas gefüllt sind und einfach nur gute Laune machen und von der ehemaligen Tabakindustrie in kleinen bun-

---

[73] S. 146

ten Schachteln zu je zehn Stück die Schachtel hergestellt und vom Staat dann für 5 Euro pro Schachtel verkauft werden.

Hier vielleicht noch mal ein Wörtchen zum Thema »Genuss«. Der Meister behauptet des Öfteren, dass Zigaretten keinen Genuss verschaffen.[74] Nun, das würde ich lieber dem Urteil eines jeden Einzelnen überlassen wollen. Natürlich weiß ich, was er meint. Aber zu oft von einem »Leben voller Dreck«[75] zu reden, geht vermutlich auch dem gutwilligsten Raucher irgendwann auf die Nüsse. Auf S. 146 schreibt er, dass das Rauchen an und für sich nicht genussvoll sei. Da kommen wir der Sache nun schon näher. Es sind eher die Verknüpfungen, die das Wort Genuss ins Spiel bringen. Das macht die Sache nicht einfacher oder besser. Aber die vollständige Genuss-Negierung in einer Art Endlosschleife zu wiederholen, ist meines Erachtens nicht der richtige Weg.

Und nicht zu vergessen – bei allen Weltrettungsgedanken und allem Sendungsbewusstsein und bei allen guten Absichten, das Schreiben von Rauchentwöhnungsbüchern ist letztlich auch nur ein Akt von Egoismus. Ein philosophischer Grundsatz lautet: Alles, was einer tut, tut er für sich selbst. Also auch Rauchentwöhnungsbücher schreiben. Auch das Verkünden von Heilsbotschaften. Genauso gut wäre es möglich gewesen, dass der Meister aufgehört hätte zu rauchen, damit glücklich geworden wäre und einfach sein Leben weitergeführt hätte wie zuvor, nur ohne Zigaretten. Hat er aber nicht. Nachdem er aufgehört hatte, kam in seinem Leben einiges ins Rollen. Was ich sagen will: Selbst wenn man als Geheilter und somit ehemaliger Kranker eine gute Medizin verkauft, ein gefragtes Produkt gegen die überwundene Krankheit, ist das kein Grund, ständig ausfällig zu werden gegen die noch immer Kranken, die ehemaligen Weggenossen.

Wenn die Zigaretten nur Krücken gewesen sein sollten für den Meister, so hätte er sich doch dreiunddreißig Jahre mit ihrer Hilfe

---

74 Vgl. z.B. S. 146
75 S. 106

durchs Leben gehangelt. Und wer weiß, was aus ihm geworden wäre ohne sie. Ich will mich da jetzt auch nicht versteigen, aber ganz offensichtlich hat es dreiunddreißig Jahre gedauert, ehe Carr die eine oder andere Erkenntnis übers Leben und sich selbst zuteil werden konnte.

Deshalb ziehe ich die versöhnliche Schiene vor, gepaart mit Respekt vor den (Noch-)Rauchern – nicht dafür, dass sie rauchen, sondern dafür, dass sie menschliche Wesen sind. Ich möchte nicht wissen, wie der Meister reagiert hätte, wenn er in seiner aktiven Zeit als Raucher von einem seiner Geschäftspartner als ein von etwas Teuflischem und Schmutzigem besessener, seinen Körper vergiftender Nikotinsklave ohne Selbstachtung bezeichnet worden wäre. Ich glaube, das hätte selbst den Meister gewurmt.

Ich seh's quasi vor mir: Er hätte den Tisch umgeworfen und den Raum unter Türenknallen verlassen. Vielleicht hätte er auch rumgebrüllt und Backpfeifen verteilt. Denn die Kraft, die Energie, mit der er seine späteren Ansichten vertrat, diese Power war ja auch schon vorher in ihm. Ich schätze, er hätte seine damaligen Feinde, die Nichtraucher, gnadenlos zur Sau gemacht.

27.
Jetzt begebe ich mich ein wenig auf schwieriges Terrain. Aber nur kurz. Der Meister schreibt im Kapitel über die Entzugsperiode, dass an den Depressionen eines Rauchers oder Ex-Rauchers nur die Zigaretten schuld seien.[76] Diese Sichtweise halte ich für problematisch. Ich glaube nicht, dass Depressionen von Zigaretten ausgelöst werden. Aber vielleicht haben Zigaretten manchem Raucher geholfen, mit Depressionen umzugehen, sie auszuhalten. Wer weiß das schon? Ich denke, dass dies bei mir zum Teil der Fall war.

Ich will mich hier trotz weitreichender eigener Erfahrungen nicht als Experte für Depressionen aufspielen. Aber der Meister sollte dies auch lieber lassen.

---

76 Vgl. S. 148

28.
Der Meister empfiehlt dem frischen Ex-Raucher, wenn ihm eine Zigarette angeboten wird, stolz zu antworten: »Glücklicherweise brauche ich die nicht mehr.«[77] Selbst wenn das vielleicht ein bisschen übersensibel in Ihren Ohren klingt, doch auch in dieser Antwort ist eine Herablassung enthalten. Ein einfaches »Nein danke« tut es doch auch. Solange man sich im Umgang mit anderen des Mittels der Herablassung bedienen muss, ist man einfach nicht durch mit dem Thema. Ich habe im Rahmen meiner persönlichen Rauchpause meist geantwortet: »Nein danke, ich rauch grad nicht.« Wurde meist kommentarlos akzeptiert. (Das liegt quasi im eigenen Ermessen, welche Antwort man wählt – je nach Erklärlust kann man verschiedene Abstufungen wählen: Von einem stummen Kopfschütteln bis hin zu dem Erwähnen der Methode RAUCHPAUSE.) Anstatt seine Antwort auf ein Zigarettenangebot in eine pseudomoralische Botschaft zu verpacken, nutze man die Situation doch lieber, um in sich hineinzuschauen, was so ein Zigaretten-Angebot in einem aktuell auslöst. Egal, was es auslöst: Man gehe damit um! Wenn Verlangen hochkommt, dann hat man eben, wenn auch nur kurz, mit dem Verlangen zu kämpfen. Wenn man sich freut, keine mehr zu wollen, gebe man sich still dieser Freude hin. Bei Bedarf kann man natürlich auch ein Gespräch übers Rauchen vom Zaun brechen.

29.
»... vorausgesetzt, **Sie halten sich an sämtliche Anweisungen, die ich Ihnen gebe!**«, hört man den Meister auf S. 153 sagen.
»Ratschläge sind auch Schläge«, sagt ein altes Sprichwort. »Der Ton macht die Musik«, ein anderes. Manch einem sträuben sich vielleicht die Nackenhaare bei solchen Sätzen, wie dem fettgedruckten in diesem Abschnitt. Ich gebe zu, auch ich habe schon Hilfesuchenden Ratschläge in diesem Duktus erteilen wollen und

---

[77] S. 149

mich dann gewundert, weshalb mir nicht zugehört wurde, geschweige denn meine Ratschläge umgesetzt wurden.

Inzwischen bin ich sehr viel vorsichtiger und umsichtiger beim Suchen nach Lösungen, wenn mich jemand um Hilfe bittet. Was mir leicht erscheint, kann dem anderen gerade enorm schwierig vorkommen. Ich denke, der Erfolg beim Finden von Lösungen hängt vom Umgang miteinander ab und davon, ob man eine gemeinsame Sprache findet. Vielleicht kann man das auch mit Arztbesuchen vergleichen. Es gibt Ärzte, da will man gleich wieder rückwärts rausrennen, und mit manchen schließt man einen Pakt fürs Leben.

30.

Im Kapitel über die Erleuchtung schreibt der Meister, dass der Augenblick, in dem er aufgehört hat zu rauchen, der »wunderbarste« in seinem Leben war.[78] Sicher, es habe auch andere schöne Momente gegeben, die allerdings bleiben ungenannt, der Meister besteht darauf, dass diese alle gegenüber dem *einen* Moment verblassen.

Ich weiß so gut wie nichts über des Meisters Leben, aber wenn diese Aussage stimmt und nicht nur der Propaganda gegen das Rauchen geschuldet ist, dann gibt mir dies zumindest zu denken.

Ich selbst habe in meiner Jugend bei einem spontanen Besuch in einer sehr frommen, christlichen Sekte mein Leben Jesus übergeben. Bei der Übergabe meinte der Beisitzer zu mir, dass hier schon etliche Sünder aufgestanden wären, die sich nach der Beichte ihrer Sünden unendlich erleichtert gefühlt hätten. Es wäre der schönste Moment im Leben dieser Menschen gewesen.

Für mich stellte sich das vollkommen anders dar. Ich hatte nicht viel zu beichten, weil ich wirklich ein Weichei war zu jener Zeit, kaum Dummheiten begangen hatte. Ich war ja schon von alleine fromm wie Helene und betete freiwillig, was das Zeug

---

[78] S. 162

hielt. Insofern war mir diese Übergabe meines Lebens an Jesus eher befremdlich. Auch verspürte ich keine unendliche Erleichterung, meine Sünden dem Herrn Jesus vors Kreuz geworfen zu haben und somit losgeworden zu sein. Ich war froh, als diese merkwürdige Prozedur im Keller und Kindergarten des Gemeindehauses endlich vorbei war. Diese Bekehrung an jenem Sonntag unternahm ich übrigens nur, weil ich in dieser sehr frommen Gemeinde durch eine gewaltige Predigt einer Art Gehirnwäsche im Schleudergang ausgesetzt war. Nach der Bekehrung war ich wie im Rausch und empfing auf eigenen Wunsch eine Stunde später zusätzlich noch die Taufe im Heiligen Geist, sprich, die Versiegelung für Körper, Geist und Seele, um die Gabe des Zungenredens geschenkt zu bekommen. Zungenreden (oder Glossolalie) ist eine Art Lall-Gestammel zur Turbo-Anbetung Gottes. Fürs Erste war ich glücklich. Zumindest redeten alle auf mich ein, dass ich das doch nun sicher wäre. Unglaublich glücklich. Und darum fühlte ich mich sicher auch eine Zeit lang unglaublich glücklich und ganz nah bei Gott. Ich will diese Geschichte nicht zu weit ausdehnen: Letzten Endes wurden mir in dieser Gemeinde insgesamt ein paar Vorschriften zu viel gemacht. Zudem spürte ich bald die manipulative Energie der pastoralen Übermutter, die sich in sehr persönliche Angelegenheiten mancher Gemeindemitglieder einmischte. Das ging eindeutig zu weit für meinen Geschmack. Irgendwann bin ich einfach nicht mehr hingegangen.

Ich halte solche Gehirnwäschen generell nicht für geeignet, mit dem Leben fertig zu werden und mit sich selbst ins Reine zu kommen. Die erste Gehirnwäsche erfolgte sicher unbewusst durch meine Eltern auf dem Weg zum Glauben an einen Gott. Dieser heimatlich-dörfliche Gottesglaube sollte nun in oben beschriebener Gemeinde durch einen anderen, neuen, angeblich besseren Gottesglauben ersetzt werden. Eine Gehirnwäsche wurde ersetzt durch eine andere. In der Schule, im paramilitärischen Wehrlager während der Gymnasialzeit, während der Armee – immer wieder wurde ich durch Gehirnwaschanlagen geschoben zu

Themen wie Feindbilder, Kapitalismus, Vergangenheit oder Gott. Vielleicht reagiere ich deshalb inzwischen sehr empfindlich gegenüber Gehirnwäschen. Auch der Meister will eine Gehirnwäsche gegen eine andere eintauschen, nämlich die durch die Zigaretten und den Umgang mit ihnen hervorgerufene durch seine eigene, von ihm selbst entwickelte. Dem kann man sich aussetzen. Aber ich denke, man muss nicht.

Noch mal zurück in die fromme Gemeinde: Ein Jahr hat diese Gehirnwäsche bei mir gehalten. Dann fing die Fassade an zu bröckeln. Ungereimtheiten fielen mir auf, und dann konnte auch das fromme Getue und alles Bibellesen nicht mehr verhindern, dass ich meiner Wege ging. Immer auf der Suche nach der Wahrheit und nach meinem eigenen Weg.

Vielleicht ist diese ganze Rauchabgewöhnungsgeschichte und des Meisters Buch unterbewusst ein Déjà-vu-Erlebnis für mich, und deshalb setze ich mich damit so intensiv auseinander:

1. Die Suche nach Erlösung.
2. Ein Heiliges Buch.
3. Ein strenger Glaube.
4. Eingeredet bekommen, mein bisheriges Tun sei böse und schmutzig gewesen.
5. Der Versuch, dem alten Leben abzuschwören.
6. Dann eine Zeit lang das Gefühl von Freiheit.
7. Irgendwann fängt das System an zu bröckeln.

Das System des Meisters, so wie es sich mir im Buch darstellt, trägt religiöse Züge. Vielleicht hätte des Meisters Gehirnwäsche bei mir besser funktioniert, wenn ich nicht schon so viele Gehirnwäschen durchlaufen hätte.

31.
Der Meister schreibt auf den letzten Seiten, dass man ein Nichtraucher sei, sobald man die letzte Zigarette ausgedrückt habe.

Und wichtig dabei sei es, von Anfang an ein glücklicher Nichtraucher zu sein.[79]

So einfach ist die Welt? – So einfach ist die Welt in meinen Augen nicht.

Zum einen wehre ich mich gegen das Wort »Nichtraucher« für einen ehemaligen Raucher. Und wie bitte sehr soll man zum anderen denn automatisch ein glücklicher Ex-Raucher oder überhaupt ein glücklicher Mensch werden, wenn man es nicht ohnehin schon ist. Will sagen: Es mag Menschen geben, die mit einer Form von Unglück oder Leid leben und dieses mit Hilfe des Rauchens verdrängt, geschmälert oder dumpfer gemacht haben. Insofern muss man damit rechnen, dass anstelle des Rauchens etwas anderes treten kann, eine andere Sucht. Oder man entscheidet sich für die bewusste Auseinandersetzung mit der unter der Oberfläche liegenden Problematik.

Das erinnert mich an meinen Bandscheibenvorfall vor vielen Jahren. Abgesehen von den Schmerzen hat der Bandscheibenvorfall mein ganzes Leben ziemlich durcheinandergewirbelt. Ganz am Anfang hatte ich unglaubliche Schmerzen. Konnte mich kaum bewegen. Alles, alles tat mir furchtbar weh. Jemand erzählte mir von einer Körperentspannungsmethode namens Shiatsu. Nach einigem Rumfragen im Bekanntenkreis geriet ich sogar an einen Meister und Lehrer dieser Kunst. Er behandelte mich persönlich und tat sein Bestes, mich wieder zu mobilisieren. Ich bat ihn, doch richtig hart vorzugehen und die Wirbel genau dort einzurenken, wo's mir am meisten wehtat. Daraufhin erklärte er mir, dass er wohl die Kraft hätte, genau dies zu tun. Dann würde es auch ein ordentliches Knacken geben. Ein Geräusch, das ich die ganze Zeit schon sehnsüchtig mit meinem inneren Ohr hörte. Dazu stellte ich mir vor, dass nach dem Knacken eine wohlige Entspannung durch meinen Körper strömen würde, verbunden mit nachlassendem Schmerz. Das schilderte ich dem Shiatsu-Meister. Dieser

---

[79] S. 173

lächelte freundlich und erklärte, dass er mich vollkommen verstehen würde, aber es in Fällen wie meinem doch so sei, dass es zwar gewaltig knacken könne, ich für einen Moment Erleichterung verspürte, aber schon auf dem Nachhauseweg oder beim Hinsetzen auf einen Stuhl könnte es sein, dass der Körper wieder zurückspringe in die Position des Schmerzes. Weil eben die Spannung oder das auslösende Moment von ganz woanders herrühre, was er aber hier und jetzt auf Anhieb so schnell nicht rausfinden könne.

Ihnen wird vielleicht klar sein, worauf ich hinauswill. Es kann sein, dass sich an das gelöste *eine* Problem (das Rauchen) ein weiteres, ungelöstes Problem anschließt. Besser gesagt, dass plötzlich noch ganz andere Probleme *darunter* zum Vorschein kommen. Probleme, die bislang in den Nebelschwaden unserer kleinen Freunde ein Dasein im Verborgenen geführt haben. Ich sag das nur, damit Sie nicht verwundert sind, wenn Sie merkwürdige Dinge an sich wahrnehmen. Sie bleiben ja Sie selbst. Das ist vielleicht ähnlich wie bei einem Lottogewinn, von dem man sich immer vorstellt, dass er die derzeitigen und auch zukünftigen Geldsorgen beseitigen würde. Tut er vielleicht auch. Aber dann? Dann stehen Sie ja trotzdem wieder da als Sie selbst. Und müssen irgendwas mit Ihrem Leben anfangen. Manch einer ist an der Situation Lottogewinn schon gescheitert. Klingt vielleicht komisch – ist aber so.

Fazit: Sie sind kein Nichtraucher, wenn Sie mit dem Rauchen aufgehört haben. Sie sind Ex-Raucher. Sie befinden sich in einer (hoffentlich sehr langen) RAUCHPAUSE! Sie müssen lernen, damit umzugehen, genau wie man lernen muss, mit einem neuen Hüftgelenk zu laufen.

32.
Im Kapitel 42, »Fünf Jahre Erfahrung«, bringt Carr Beispiele für Missverständnisse seiner Anweisungen. Würde jemand sagen: »Ich sehne mich nach einer Zigarette«, antwortet der Meister mit: »Dann sind Sie sehr dumm! Wenn Sie rauchen wollen,

dann sind Sie Raucher. Ein Nichtraucher will doch keine Zigarette rauchen.«[80] Hui, das klingt aber sehr nach »Du, du« in meinen Ohren: »Ein anständiges, kleines Mädchen macht sich aber keinen Lippenstift dran, Erika!«

Gerade hier wird doch deutlich, dass ein ehemaliger, bzw. frischgebackener Ex-Raucher eben *kein* Nichtraucher ist und somit eben mit den Problemen eines Ex-Rauchers zu kämpfen hat. Das sollte ein Therapeut auf alle Fälle ernst nehmen und darauf in einer anderen Form eingehen als mit: »Dann sind Sie sehr dumm.« Oder: »Du bist doch schon ein großer Junge. Und große Jungens weinen nicht!«

Hier scheint mir eine sehr krude Mischung aus unbotmäßigem Autoritätsanspruch und Manipulation vorzuliegen.

Wenn mir jemand erzählt, dass er früher gerne geraucht habe, damit aus gesundheitlichen Gründen aber aufgehört habe, sich jedoch hin und wieder nach einem Pfeifchen sehne, dann würde ich sagen: »Erstens: Das verstehe ich vollkommen. Das geht mir manchmal ganz genauso. Aber zweitens hast du dich richtig entschieden, mit dem Rauchen aufzuhören. Und wenn du willst, verrate ich dir gerne, was ich in solchen Momenten der Sehnsucht, des Verlangens tue, um nicht schwach zu werden.« Ich glaube, diese zwei unterschiedlichen Reaktionsweisen haben etwas damit zu tun, wie ernst man sein Gegenüber nimmt.

33.
Die »Checkliste« des Meisters.[81]

Checklisten sind was Schönes, was Wichtiges. Ja, oft sogar (Über-)Lebensnotwendiges. Aber schon der erste Punkt auf des Meisters Liste bereitet mir Bauchschmerzen: »Legen Sie ein feierliches Gelübde ab ...«[82] Vielleicht bin ich als Kind der DDR mit zu

---

80 S. 173
81 Vgl. S. 175
82 S. 175

vielen Gelübden groß geworden, wobei sich das noch fortgesetzt hat bei der Nationalen Volksarmee. Mann, was wurde da gelobt und gelübdet. Zum einen Ohr rein, zum anderen raus. Hat wohl kaum einer ernst gemeint. Wobei es sicher auch Gelöbnisse, Gelübde, Schwüre gibt, die ernst genommen werden. Aber in den meisten Fällen, fürchte ich, geht es dabei um eher lebensfeindliche, sehr schwerwiegende, nicht eben schöne Dinge. Ein Gelübde ist eine Verpflichtung, die man sich auferlegt oder glaubt auferlegen zu müssen, weil irgendwer oder irgendwelche Umstände einen dazu gebracht haben. Aber ich finde, Gelübden und Co. haftet irgendwas Verbittertes, Unschönes, Lebensfeindliches oder Vernichtendes an. Wenn ich da nur an diese ganzen Schwüre denke, wo es um Rache geht wegen Ehrverletzung. Schwüre – klingt wie »Geschwüre«. Insofern baut man mit einem Gelübde natürlich eine unglaubliche innere Spannung auf. Denn zu den Begriffen Gelübde oder Schwur fällt einem natürlich als Erstes das Wort »brechen« ein. Mir jedenfalls.

Dieses Risiko besteht immer. Das ist einfach menschlich. Und die Frage ist ja, wie lebt es sich mit dem Wissen, ein Gelübde gebrochen zu haben. Gerade in Bezug auf das Rauchen. Wozu sollte man da was gelübden?[83] Vielleicht will man als Rentner einfach mal zum Pfeifenraucher werden? Oder man will nach einem Rückfall erneut versuchen, das Rauchen aufzugeben. Wieso sich dem Spannungsfeld zwischen gebrochenem und erneut abzulegendem Gelübde aussetzen? Ich zitiere den guten Jesus von Nazareth ja nicht unbedingt oft oder gar gerne. Aber sein Bonmot »Eure Rede sei ja ja, nein nein – alles andere ist von Übel« gefällt mir nach wie vor sehr gut.

Der Meister empfiehlt, den Gedanken ans Rauchen nicht aus dem Weg zu gehen. Das ist sehr richtig und so ziemlich das einzige Zugeständnis des Meisters an den Ex-Raucher und dessen

---

83 Ich weiß, dass das anders geschrieben wird, soll aber mein inneres Verhältnis zu diesem Tun untermalen.

Vergangenheit. Aber dann gibt's doch gleich wieder Vorschriften. Die einzige Form, in der der Ex-Raucher an das Rauchen denken darf, ist: »Juhuu! Ich bin ein Nichtraucher!«[84] Abgesehen davon, dass ich, wie gesagt, einen Ex-Raucher nicht für einen Nichtraucher halte, denke ich persönlich auch, dass ich gerne Raucher war, dass ich schöne Momente damit hatte. Dabei spielt es überhaupt keine Rolle, ob ich mir das damals nur eingebildet habe oder ob ich dieselben schönen Momente auch ohne Zigaretten gehabt hätte. Ich hatte tolle Erlebnisse und Begegnungen im Zusammenhang mit Zigaretten, Rauchen und Rauchern – also den dazugehörigen Menschen, die einfach immer an der Zigarette mit dran sind. Sicher kann ich lernen, all diese schönen Erlebnisse jetzt und in Zukunft auch ohne Zigaretten zu haben. Aber ich verdränge nichts, und ich gelübde nichts. Ich habe früher auch sehr gerne Heimat- und Arztromane gelesen. Weshalb sollte ich jetzt so tun, als hätte ich die »Heftln«, wie meine Oma sie immer liebevoll nannte, nie angefasst? Zumindest brachten sie hin und wieder Kurzweil und Ablenkung in mein Leben. Mehr will man ja manchmal gar nicht.

Ein weiterer Punkt ist, dass der Meister empfiehlt, dass man die Gesellschaft anderer Raucher nicht meiden soll: »Gehen Sie zu gesellschaftlichen Ereignissen, selbst wenn zwanzig Raucher dort sind.«[85] Nun, dieser Empfehlung würde ich zugunsten der unterschiedlichen Persönlichkeits-Strukturen jedes Menschen widersprechen. Vermutlich gibt es durchaus Ex-Raucher, für die es gut ist, anfangs die Gesellschaft anderer Raucher zu meiden. Manch einer möchte und wird seinen Lebensstil ändern. Ein anderer gleich das komplette Leben. Wieso nicht? Kann sein, muss aber nicht. Nicht immer alles in so engen Grenzen sehen. Für jeden Menschen funktioniert das Leben anders. Aber dazu werde ich mich noch ausführlicher äußern, wenn ich Ihnen meinen Weg erläutere, die Methode der RAUCHPAUSE.

---

[84] S. 176
[85] S. 174

34.

Gegen Ende des Buches gibt der Meister dann noch zwei merkwürdige Ratschläge. Zum einen sollen Ex-Raucher den Rauchern, denen sie begegnen, von ihrem Erlebnis der Befreiung und Erleuchtung berichten, also wie toll sie sich jetzt fühlen und das alles.[86] Das hat schon ein bisschen was von Matthäus 18, Verse 19–20: »Und Jesus trat herzu und sprach zu ihnen: Mir ist gegeben alle Gewalt im Himmel und auf Erden. Darum gehet hin und machet zu Jüngern alle Völker: Taufet sie auf den Namen des Vaters und des Sohnes und des Heiligen Geistes und lehret sie halten alles, was ich euch befohlen habe. Und siehe, ich bin bei euch alle Tage bis an der Welt Ende.«

Und dann folgt auch schon der Ratschlag, die Raucher dazu zu bringen, des Meisters Buch zu lesen.[87] Auch keine schlechte Strategie. Letztlich machen das die Jünger/Nachfolger Jesu bis heute, dass sie die Menschen auffordern, die Bibel zu lesen, die vermutlich immer noch eins der meistgedruckten Bücher der Welt ist. (Seit Harry Potter weiß man das ja alles nicht mehr so genau.) Die Forderung wiederholt der Meister sogar noch mal im Fettdruck. »Bringen Sie die Raucher unter Ihren Freunden oder Verwandten dazu, dieses Buch zu lesen.«[88]

Dann soll der Geheilte den Raucher mit anderen starken Ex-Rauchern zusammenbringen. Schließlich gäbe es ja Millionen davon. Und die sollen dann dem Raucher auch noch mal all das erzählen, was sie erlebt haben, wie sie ihre Befreiung bewerkstelligen und genießen konnten. Und wenn der Raucher dann nach langem, intensivem Gespräch endlich an seine Fähigkeit glaubt, mit dem Rauchen aufhören zu können, dann solle ihm langsam das Buch untergeschoben werden, mit dem Hinweis darauf, dass es nicht so ist wie andere Bücher. Und dann soll man dem Rau-

---

86 Vgl. S. 178
87 Vgl. S. 178
88 S. 181

cher auch noch während der Entzugsperiode helfen.[89] Auweia, das klingt alles schon ein bisschen wie bei Scientology oder einer x-beliebigen anderen Sekte. Das geht einfach zu weit. Schließlich geht es im Leben vor allem darum, Respekt vor dem mündigen Menschen zu haben. Der Meister, so wie ich ihn mir vorstelle als Persönlichkeit, wie sie gelegentlich zwischen seinen Zeilen hervorblitzt, hätte sich sicher mit recht harschen Worten bedankt, wenn ihm jemand derart auf den Zünder gegangen wäre mit einem missionarischen »Allen, lass es sein mit der Zigarette!«-Geschwafel. Allen Carr hat den Bogen an dieser Stelle etwas überspannt, wie ich finde.

Er hat noch andere Bücher geschrieben: »Endlich ohne Alkohol«, »Endlich Nichtraucher – für Frauen«, »Endlich erfolgreich!«, »Endlich Wunschgewicht!«, »Endlich frei von Sorgen«, »Nie wieder Kater!«, »Endlich frei von Flugangst«. Und noch ein paar dazu und noch ein paar Variationen der bereits existierenden. Offenbar wollte Allen Carr *alle* Süchtigen dieser Welt heilen. Dazu fällt mir nur noch die Frage ein, wie man wohl einen Menschen von seiner Sucht, Bücher zu schreiben, heilen kann. »Endlich Nichtschreiber!«? Vielleicht würde ich noch mal richtig abräumen mit dem Bestseller »Endlich Nichtleser!«, und dann wär Ende Allende mit Lesen, und ich und mein Verlag wären noch mal richtig reich geworden.

Im Laufe der Zeit scheint Carr einen Allmachtsanspruch in Bezug auf das Befreien der Menschheit von Süchten jeder Art entwickelt zu haben, der mir wie eine Spielart von Größenwahn vorkommt.

Ganz zum Schluss holt er noch mal richtig aus, der Meister, indem er die Tabakindustrie und das Rauchen in der Gefahrenklassifizierung noch über die Atomwaffen stellt.[90] Nun, das kann man machen. Muss man aber nicht. Das halte ich schlicht für eine

---

89 Vgl. S. 182
90 Vgl. S. 184

Übertreibung. Sein Heilwahn, seine Sicht auf die Tabakindustrie verbunden mit seinem messianischen Sendungsbewusstsein, das er ganz am Schluss zeigt, erscheinen mir zusammengenommen als ein Indiz dafür, dass der Meister die Realität zuletzt offenbar aus einer sehr speziellen Perspektive wahrgenommen hat. Aber so passiert es nun mal sehr oft selbst ernannten Heiländern. Irgendwann macht's Knacks im Kopf, und die Relationen gehen verloren.

Abschließend möchte ich eines aber doch sagen: Der Meister war ein Vorreiter auf diesem Gebiet. So wie es Freud war auf dem Gebiet der Psychoanalyse. Doch alles entwickelt sich weiter. Die Grenzen ursprünglicher Verfahren werden offenbar. Neue Wege werden entdeckt und beschritten. Freuds Schüler hatten zum Teil das Vergnügen, sich den Zorn ihres Lehrers zuzuziehen. Allen Carr ist tot. Er kann gar nichts mehr sagen oder schreiben zu meinen Anwürfen. Aber vielleicht tun dies seine Jünger. Wer weiß? Doch zuvor ist es Zeit, Ihnen meine Methode zu erläutern.

Kapitel 11

RAUCHPAUSE – DIE METHODE

Ich werde die Methode von außen nach innen beschreiben und auf diese Weise dann letztlich zum Kern vorstoßen. Der ist zwar das Wichtigste, aber ohne die anderen Komponenten in seiner Wirksamkeit gefährdet.

Hier noch mal das erste Prinzip und der äußere Mantel meiner Zwiebelmethode: Die Methode heißt RAUCHPAUSE. Das Wort RAUCHPAUSE ist vom Klang her doppeldeutig angelegt, weil es sich sehr dicht anlehnt an das Wort »Raucherpause«. Also die Pause, die ein Raucher einlegt, um eine Zigarette zu rauchen, auch »Zigarettenpause« oder »-päuschen« genannt. Wer sich mit Sprache und Sucht beschäftigt, wird feststellen, dass im Suchtbereich eine ganze Reihe von verharmlosenden, verniedlichenden Diminutiven üblich sind, also Verkleinerungsförmchen: »Na, noch 'n Bierchen, der Herr? Schnäpperken gefällig, die Dame? Ach, auf ein Zigarettchen komme ich noch mit rein, Horst.« Das kennen Sie. Das ist Ihnen vertraut. Insofern jagt Ihnen das Wort »RAUCHPAUSE« hoffentlich keine Angst ein. Wer will, darf auch »Rauchpäuschen« dazu sagen. Aber nur, wenn ich nicht dabei bin. Die RAUCHPAUSE heißt so, weil Sie den Zeitraum für das Aufhören mit dem Rauchen nicht definieren müssen und sollen. Ich biete Ihnen mit dem Wort »RAUCHPAUSE« an, vom Rauchen eine Pause zu machen. Dabei geht es niemanden etwas an, wann Sie mit dem Aufhören angefangen haben und ob und wann Sie mit dem Aufhören wieder aufhören werden. Vielleicht ja nie ... Am besten, Sie selber denken da auch nicht weiter drüber nach!

Und es geht mir darum, keine Feindbilder zu bedienen, nicht mal gegen die Tabakindustrie. Für unsere Zwecke finde ich es wichtig, das Rauchen, die Zigaretten, den Tabak nicht zu verteufeln. Ich finde es wichtig, sich mit der Tatsache, Raucher zu sein, mit der eigenen Vergangenheit und mit der Sucht auszusöhnen. Vielleicht geht gerade die Ära des Rauchens zu Ende. Vielleicht auch nicht. Eine gut fünfhundertjährige Geschichte kann man nicht so einfach ausdrücken wie die letzte Zigarette. Auch der Zigarettenindustrie muss man nicht ständig Vorwürfe machen. Das ist, zumindest für unser Unterfangen, eine unnötige Energieverschwendung. Auf jeden Fall ist die Zigarettenindustrie auch nur Opfer einer Sucht. Der Sucht nach Geld. Und diese Sucht haben wir ja fast alle. Irgendwie. Zu allen anderen Süchten, die ich habe, habe ich auch diese Sucht nach Geld, zugegebenermaßen.

Stellen Sie sich doch mal vor, lieber Freund, ich würde auch dagegen ein Mittel wissen und dann noch darüber schreiben, wie man diese Geldsucht loswird. »Endlich geldfrei leben!« – Kein Mensch würde sich plötzlich mehr für Geld interessieren. Da hätten die Hersteller und erst recht die Besitzer von Geld aber ein Riesenproblem. Au Backe, da wäre das Leben von Salman Rushdie ein einziger Frühlingsspaziergang gegen das, was dann über mich hereinbrechen würde. Würde, würde, würde. Konjunktiv. Ich weiß aber nichts gegen Geldsucht. Ich kann auch der Tabakindustrie nicht verbieten, Zigaretten herzustellen. Da die Tabakindustrie abhängig ist von Geld, stellt sie Produkte her, mit deren Hilfe sie an Geld kommt. Das nennt man wohl Beschaffungskriminalität. Wie ich schon an früherer Stelle mutmaßte: Wenn Zigaretten plötzlich *out* und stattdessen diese kleinen Säckchen mit Frischluft *in* wären, dann würde die Tabakindustrie ruckzuck zur Frischluftsäckchenindustrie werden. An der Tabakindustrie kann ich an dieser Stelle nicht rütteln. Vielleicht kommt eines Tages ein Held oder ein Gesundheitsdiktator, und der rüttelt kräftig an der Tabakindustrie. Aber dieses »Nieder mit der Tabakindustrie!« klingt irgendwie auch gruselig auf Dauer. Lassen wir das. Lassen wir das Theoretische. Lassen wir das Philosophische, das Betrachtende, den Smalltalk mal ruhen.

Denn jetzt geht's los mit der Schilderung meiner Methode:

Was also kann ich für Sie tun? Ich kann Ihnen helfen, ein entspanntes Verhältnis zum Rauchen beziehungsweise, um es mal *deutlich* zu sagen, zum *Nichtrauchen* zu entwickeln. Wenn Sie wollen, kann ich Sie zu einem entspannten Ex-Raucher machen, der weder den ganzen Tag gegen andere Raucher noch gegen die Tabakindustrie zu Felde zieht. Nicht dass ich Sie davon abhalten möchte, nein, nein, wenn Sie das gerne tun wollen, dann bitte! Nur eigentlich geht's mir darum, Ihnen einen Weg zu zeigen, entspannt aufzuhören mit dem Rauchen und dann einfach zur Tagesordnung überzugehen. Sprich, wieder die Kontrolle zu übernehmen über Ihre Zeit und Ihren Körper. Ich kann Ihnen zeigen, wie ich es mache, eine RAUCHPAUSE einzulegen, deren Länge unbestimmt ist.

Ab jetzt, liebe in irgendeiner Form mit Nikotin/Tabak/Rauchen in Berührung gekommene Seminarteilnehmer, ab jetzt ...

... geben Sie keine Antworten mehr auf die Frage: »Wie lange rauchst du schon nicht mehr?« Genauso wenig wie auf die Frage, wie lange man diesmal nicht zu rauchen gedenke. Kein »... schon vier Wochen, ... sechs Monate, ... anderthalb Jahre« mehr. Es gibt kein: »Ich rauche nie wieder.« Es gibt nur: »Ich rauche nicht« oder »Ich rauche im Moment nicht« oder »Ich mache eine RAUCHPAUSE, und mich interessiert dabei nicht, wie lange die schon dauert, und genauso wenig interessiert mich, wie lange sie noch dauern wird, schließlich lebe ich in diesem Moment, und in diesem Moment rauche ich gerade nicht!« So etwa. Die Antwort darf, so meine Erfahrung, immer ein bisschen abhängig davon sein, wer fragt und wie viel man aktuell bereit ist, von sich zu erzählen.

Einem wildfremden Menschen, Gesprächs- oder Geschäftspartner muss man ja nicht im Vorstellungsgespräch erläutern, mit welchen Gedanken- und Körperexperimenten man sich gerade beschäftigt in Bezug auf das Rauchen. Einem fragenden Freund möchte man das vielleicht umso ausführlicher erklären. Fühlen Sie sich frei, darüber zu sprechen oder nicht.

Wie geht das?

Im Gegensatz zum Meister werde ich Ihnen ganz genau erzählen, wie es bei mir war. Nachdem ich also schon etliche Male mehr oder minder grandios gescheitert war bei meinen Versuchen, mit dem Rauchen aufzuhören, wollte ich es irgendwann doch noch einmal schaffen. Ich begann, über mein Leben nachzudenken. Und das fängt ja bei den meisten Menschen mit der Kindheit an, gefolgt von der Jugend. Und in dieser Zeit habe ich nun mal nicht geraucht. Und bis auf das vermutlich eher pyromanische Interesse am Rauchen hat mich das Rauchen damals auch nicht weiter interessiert. Und dann habe ich begonnen, mir Situationen vor Augen zu führen, die es in meiner Kindheit oder Jugend gab, in denen ich GLÜCKLICH war. UNBESCHWERT. In denen ich völlig selbstvergessen irgendwelche Dinge tat, mit dieser Selbstverständlichkeit, mit der Kinder eben Dinge tun. Ich freue mich immer, wenn ich hier und da auch erwachsene Menschen treffe, die Dinge mit dieser wunderbaren Selbstverständlichkeit tun. Auf jeden Fall bin ich bei meinen Erinnerungen immer wieder auf Situationen gestoßen, wo ich draußen vor unserem Dorf durch Felder und Wiesen gestreift bin und das ganze Leben für ein großes Abenteuer gehalten habe. Meist suchte ich mir einen Wanderstock, oder ich nahm die weiter oben bereits beschriebene Ausrüstungstasche mit und erkundete die Gegend. Ich besorgte mir Landkarten von unserem Kreis Haldensleben, den es inzwischen gar nicht mehr gibt, und suchte nach den Quellorten der kleinen Flüsse und Bäche, die unsere Börde durchzogen. Immer wollte ich zu den Quellen der Wasserläufe wandern. Aber so weit bin ich nie gekommen. Nur in meiner Fantasie. Aber zu den Sand- und Kiesgruben, dem einsamen Gehöft, der Feldmühle, in die Nachbardörfer, zu den Mülldeponien mit den Autowracks bin ich gewandert und zur »Darre«, so hieß der Schrottplatz der ehemaligen Maschinen- und Traktorenausleihstation. Sie merken, ich komme gerade ins Schwärmen, beziehungsweise scheinen die Erinnerungen gerade auszuufern. Aber das sollen die Erinnerungen auch ein bisschen. Weil ich Sie ermutigen möchte, es einmal genauso zu machen. Nehmen Sie sich also bei Gelegenheit (oder von mir aus auch jetzt sofort) etwas Zeit, und versuchen Sie, sich zu erinnern, wie Ihr Leben als Kind oder Jugendlicher ausgesehen hat. Also in einer Zeit, die mit Sicherheit vor Ihrer ersten Zigarette lag. Sie können auch gerne zu Stift und Papier greifen oder zu Computer und Tastatur und einfach anfangen, solcherlei Erinnerungen aufzuschreiben. Je mehr, desto besser. Wobei ich jetzt für diesen Aspekt eher die positiven Erinnerungen meine. Aber nehmen Sie einfach, was kommt. Auch negative oder wie auch immer geartete Erinnerungen können Ihnen helfen, sich in diese Zeit zurückzukatapultieren. Wer weiß, vielleicht entdecken Sie sogar die Ursache für den späteren Beginn des Rauchens. Für den ersten Schritt brauchen wir aber positiv besetzte Erinnerungen, mit denen Sie arbeiten können. Wenn Sie jetzt sagen, Sie haben keine positiven Erinnerungen oder Sie haben schon mit acht Jahren angefangen zu rauchen und an alles, was davor lag, können Sie sich beim besten Willen nicht erinnern, dann ist meine Methode für Sie vielleicht nicht geeignet. Aber ich sage ja auch nicht, dass ich allen und unter allen Umständen helfen kann, eine RAUCHPAUSE einzulegen. (Wobei ich jetzt aber ergänzen und anfügen möchte, dass Sie, sollten Sie in der Kindheit nicht fündig werden, dann eben jene Glücksmomente nehmen, die sie wann auch immer erlebt haben. Alles ist erlaubt und geeignet für diesen ersten Schritt in die RAUCHPAUSE.) Sie können durchaus jetzt beginnen, sich was zu schreiben suchen und anfangen, solcherlei Erinnerungen aufzuschreiben. Mein Buch läuft Ihnen ja nicht weg. Oder schließen Sie für einen Moment die Augen und schauen Sie nach, welche für unsere Zwecke geeignete Kindheitserinnerung sich meldet.

So, wenn Sie also eingetaucht sind in die Abenteuerwelt Ihrer Kindheit oder Jugend, dann ist der nächste Schritt, sich auch an die Glücksgefühle zu erinnern, die es hoffentlich trotz aller widrigen Umstände wie Schule, Eltern oder großer Jungs, die geschupst haben, gab. Bei mir speziell hat sich immer ein Bild besonders gut geeignet für das (im wahrsten Sinne des Wortes) *Zurückkatapultieren* in diese Zeit und dieses Lebensgefühl. Dass es dann schnell gehen muss, mit dem Sich-Zurückversetzen in diesen Zustand, in diese Erinnerung, sei hier schon mal betont. Denn es wird zu Ihrer Waffe gegen das Verlangen, nach einer Zigarette zu greifen. (Wie zwei Westernhelden, die sich gegenüberstehen: Wer zuerst zieht und schießt, hat gewonnen. Der berühmt-berüchtigte Killer El Cigarillo oder Sie? Sie müssen eben einfach schneller sein!) Doch nun, für Sie zur Illustration, was ich meine, zu *meinem* Bild: Am südlichen Ende unseres kleinen Dorfes gab es eine alte, zerfallene Ziegelei. Und davor erstreckte sich ein verwildertes Gelände, voll mit riesigen Pflanzen, ich glaube, hauptsächlich Beifuß. Ein richtiges Dickicht. Das war für vielerlei gut. Erstens, man konnte sich gut darin verstecken. Zweitens, aus dem Beifuß haben wir all unsere zum Spielen benötigten Waffen gebastelt. Beifuß kann ja bis zu zwei Meter hoch werden. Wir machten Pfeile für unsere Flitzebögen daraus, wir bauten Speere aus den Stengeln, und die dickeren Stengel gaben auch schon mal Schwerter ab. Ein Eldorado für kindliche Waffennarren. Aber es gab auch Schießereien. Meist wurde auf dem angrenzenden Acker Mais angebaut. Der wuchs höher, als wir groß waren. Dort spielten wir Cowboy und Indianer. Dafür musste allerdings eine andere Bewaffnung her. Wir brauchten Schießeisen, beziehungsweise waren es doch eher Schießhölzer. Wenn man Glück und der Tischler einen guten Tag hatte und auch noch nüchtern war, dann hat er einem aus einem

Brett eine Winchester, einen Bärentöter oder eine Silberbüchse zugeschnitten. Lange hatte ich keine derartige Waffe und feuerte lediglich mit waffenähnlichen Ästen die Feinde in Grund und Boden. Vor Beginn des Kampfes wählten die Anführer ihre Kämpfer aus. Und natürlich wurden zuerst die besser bewaffneten Männer gewählt. Mit meinen Stockknarren kam ich immer erst ganz zuletzt unter. Das änderte sich erst, als meine geliebte Tante Hanni aus Hamburg mal ein paar Zündplätzchen-Revolver ins Paket legte, samt Zündplätzchen. Da ging ich beim Zusammenstellen der Gefechtseinheiten weg wie warme Semmeln. Sie sehen, es war doll was los in meiner Kindheit. Und doch war ich eher der Stubenhockertyp. Diese Ausflüge und Kämpfe waren nicht soooo häufig. Meist habe ich gelesen, gelesen und nochmals gelesen. Märchenbücher. Und Karl May. Da brauchte ich natürlich auch keine Zigaretten, um rundum glücklich zu sein. Aber die Bilder vom Kampf im Maisfeld oder im Beifuß-Dschungel kann ich schneller und lebendiger generieren, wenn's drauf ankommt, als das Bild: Ich mit Buch im Sessel. Das beinhaltet auch nicht so eine starke Dynamik. Eigentlich ist das folgende Bild das stärkste Bild, das ich blitzschnell aufrufen kann: Mit einem Stock in der Hand durchstreife ich den Beifuß-Dschungel. Dabei aufmerksam um mich blickend wie ein Indianer auf der Pirsch. Immer auf der Suche nach etwas Besonderem. Eine Bussardfeder, vielleicht ein verlorenes Taschenmesser. Immer aufmerksam, um eventuell lauernder Gefahr auszuweichen. Wobei die Bezeichnung »Bild« für all das nicht stimmt. Es ist schon eher eine Filmsequenz mit hundert Prozent Gefühl. 4D-Kino. Drei Dimensionen für »meinen Film«, die vierte Dimension für die damit verbundenen Empfindungen. Damit will ich Ihnen sagen, dass sich diese Form von selbstvergessenem Kinderglück oder -frieden im Herzen und in der Seele *erinnern* lässt. Ich möchte Sie auffordern, es genauso zu machen! Und DAS genau ist es! Sich für einen Moment in diese Zeit zurück- und in so einen Moment hineinversetzen. In diesem Moment verschwindet das temporäre Verlangen nach einer Zigarette, weil es ja damals auch nicht da war. Nicht mal ansatzweise. Weil es gar nicht da sein konnte. Weil ich mich, wenn man so will, noch in dem Zustand der absoluten Unschuld in Bezug auf Zigaretten befunden habe. Und Sie sich damals auch, stimmt's? Na los, probieren Sie es aus! Die Gedanken sind frei. Insofern dürfen Sie als Bild auch benutzen, wie Sie damals, obwohl es streng verboten war, mit Opas Duo Schwalbe nachts heimlich in die Disco gefahren sind und jene dann auf dem Rückweg mit Anika Lüttchenfedder auch noch vollgekotzt haben. Die hat Ihnen dann beim Saubermachen geholfen. Opa hat nichts gemerkt und Ihnen auch noch einen Heiermann zugesteckt, als Sie ihm am nächsten Tag stolz erzählt haben, Sie hätten, weil Sie den Opa so lieb haben, einfach mal dessen Krankenfahrstuhl geputzt. Von dem Heiermann haben Sie Anika zum Eisessen eingeladen und dann, na wie gesagt, die Gedanken sind frei, und es sind ja Ihre ...

Eine Freundin hat übrigens eine sehr hübsche Erinnerung an ihre Kindheit: Sie hat als Fünfjährige mit ihren Eltern in Afrika gelebt. Dort bekam sie einen Hund geschenkt. Dieser Hund, so viel wurde ihr erzählt, war ein französischer Hütehund für Schafe. Und Schafe gab es dort in der Gegend. Also außerhalb des geschützten Areals, wo die Ausländer wohnten. Nun wollte das kleine Mädchen unbedingt einmal erleben, wie ihr Hund ein Schaf hütet. Also hat sie den Wachmann mit Bonbons bestochen, dass er einen der Hirten, die ihre Schafe immer an der Wohnsiedlung vorbeitrieben, überredet, mal ein Schaf rauszurücken, das dann ihr Hund hüten konnte. Hund und Schaf haben dann eine heitere Hasche miteinander gespielt. Weder wollte sich das Schaf von so einem Anfänger hüten lassen, noch wusste der Hund, was er, außer hinter dem Schaf herzurennen, sonst noch tun könnte. Nun weiß ich natürlich nicht, ob jene Freundin diese Erinnerung nutzen könnte für das Einlegen einer RAUCHPAUSE, aber ich finde die Vorstellung davon sehr lustig. Sehe ich diese Szene vor mir, werden meine altersmilden Gesichtszüge augenblicklich von einem Schmunzeln heimgesucht. Will nur sagen, dass es die unterschiedlichsten Kindheitserinnerungen gibt in den Köpfen der Menschen. In der Werbung würde jetzt sicher eine ganz tiefe, sonore Stimme raunen: »Find your own childhood memories and let them come to life!«

Meist verbinde ich diesen Moment des Zurückfliegens in meiner mentalen Zeitmaschine in das kindliche Paradies auch noch mit einem tiefen Einatmen. Richtig tief. Bis zum Anschlag. Volle Lungenkapazität. Bis an die Schmerzgrenze. Bauchatmung. Brustatmung. Rückenatmung. Bis in die Lungenspitzen. Hart aufgepumpt wie ein Zodiac der Navy SEALs. Und dann freue ich mich, dass ich diesen Lungenzug gemacht habe – ohne Zigarette. Und freue mich noch mehr, dass nach diesem extrem tiefen Lungenzug nicht sofort der obligatorische Hustenanfall kommt. Anschließend kann man sich, wenn man möchte, irgendwas vorstellen, das man dann mit dem aufgebauten, enormen Luftdruck in der Lunge wegpustet – einen unangenehmen Zeitgenossen, ein Segelschiff voller Piraten, das an der nur von Ihnen und der schönen Jokumbe bewohnten Insel anlegen will, um zu plündern, oder auch gern einen auf die Erde zurasenden Meteoriten, der das von Ihnen frisch bepflanzte Beet mit Flammender Lichtnelke, Maiteppichveronika und Königsblauem Ehrenpreis zerzausen würde. Lassen Sie Ihrer Fantasie freien Lauf! Das klingt vielleicht alles ein wenig umständlich, ist es aber nicht. Was meinen Sie wohl, wie umständlich es klingen würde, wenn ich in etwas ausführlicherem Stil beschreiben würde, was alles passiert von dem Augenblick an, wo ich mein Fahrrad in die Hand nehme, bis zu dem Augenblick, wo es dann für Sie so aussieht, dass ich Fahrrad fahre. Bei meinem Talent zum Abschweifen und der Fähigkeit, in Zeitlupe zu erzählen, könnte ich allein damit bestimmt drei bis vier Buchseiten füllen. Ich könnte aber auch schreiben: »Ich stieg auf mein Stahlross und radelte los.« An dieser Stelle sei übrigens verraten, dass das Fahrrad, das mir weiter vorne im Buch gestohlen wurde, ein paar Tage später wieder auftauchte. Da ich ja neben dem Talent, über Rauchentwöhnung zu schreiben, auch das Talent zum Geschichtenerzählen habe, will ich die Geschichte hier auch zu Ende erzählen. Zumal Sie sich vorstellen können, dass gerade so ein freudiger wie seltener Moment, in Berlin sein gestohlenes Fahrrad wiederzufinden und wiederzubekommen, auch eine typische Situation ist, wo man vor Rührung und Glück nach einer Zigarette greifen möchte. Habe ich aber nicht. Also, mir wurde das Fahrrad an einem Montagnachmittag aus dem Hausflur unseres Mietshauses entwendet. Ich selbst hab vermutlich dem Dieb geöffnet. Eine Viertelstunde später fand ich nur noch das zugegebenermaßen billige Schloss mit durchgeschnittener Kehle vor. Da das Fahrrad keine Rahmennummer aufwies, hatte ich auf einen Kaufvertrag verzichtet. Somit verzichtete ich auch auf die Anzeige bei der Polizei. Ich war traurig, und trotzdem widerstand ich der Trauer-und-scheißegal-die-Welt-ist-schlecht-Zigarette. Aber ich widerstand nicht der Versuchung, am darauffolgenden Sonntag zum Flohmarkt meines Misstrauens zu gehen und dort bei den Spezis einen Blick auf die neusten Modelle aus dem Angebot des Vereins »Erst klauen, dann bauen!« zu werfen.[91] Und siehe da, dort stand er, der Roland. So hieß nämlich mein Fahrrad. Dieser Name war auf dem Rahmen mehrfach aufgedruckt. Ich will da jetzt nicht zu sehr ins Detail gehen, aber nach einem längeren Gespräch, von allen Parteien sehr sachlich und freundlich geführt, konnte ich Roland dann mitnehmen. Freude machte sich breit in meinem Herzen und meiner Seele. Aus verschiedenen Gründen. Erstens, weil ich Roland zurückhatte. Zweitens, weil es mir gelungen war, den beinharten und mit allen Wassern gewaschenen Flohmarkthändlern klarzumachen, dass das wirklich mein Fahrrad war. Könnte ja schließlich jeder kommen, auf ein Fahrrad zeigen und sagen: Meins! Aber es war halt meins. Und offenbar wirkte ich überzeugend und/oder vertrauenerweckend genug.

Auf jeden Fall ein Sieg, den man auch mit einer leckeren Gau-

---

91 Für die, die jetzt nicht so vertraut sind mit der Fachterminologie: »Bauen« heißt in diesem Fall, einen Joint anzufertigen und zu konsumieren.

loises im Kaffeehaus im Kreise der Freunde hätte feiern können. Hätte. Aber meine Kindheit gibt ja noch mehr Bilder und Situationen her, die von einer Art Glückseligkeit durchtränkt waren. Zum Beispiel habe ich schon als Kind Fahrradfahren gelernt. Und hatte auch immer ein Fahrrad. Irgendwann, als ich vielleicht neun oder zehn Jahre alt war, wurde der Feldweg zur Kreisstadt, die alte Lüneburger Heerstraße, asphaltiert. Fortan hieß sie nur noch: Die Teerstraße. Es war der Hammer. Obwohl wir das so damals noch nicht gesagt haben. Sie erinnern sich, damals hat alles »gefetzt«. Und wir Fahrradkinder waren einfach überglücklich, auf dieser Straße herumpesen zu können. Insbesondere in der Bauphase, als die Straße so gut wie fertig war, aber noch nicht von Autos befahren werden durfte. Ein Radfahrerparadies. Und mit dem Schwelgen in derlei Erinnerungen habe ich mich vom Schwelgen am dampfenden Nikotinlutscher abhalten können. So einfach war das.

Was will ich Ihnen auf diese umständliche Art und Weise verdeutlichen? Ich will Ihnen damit sagen, dass Ihre Zigarettenflucht-Fantasien, so will ich diese Placebo-Momente hier mal nennen, durchaus wechseln dürfen. Entweder weil Sie so fantasievoll sind beziehungsweise weil Sie so ein gutes Erinnerungsvermögen haben, sodass Sie ständig neue »Fluchtsituationen« benutzen können. Oder aber Sie wechseln diese Bilder so lange, bis Sie zu bester Letzt die optimale Situation, dem Verlangen auszuweichen, gefunden haben. Das muss ja nicht gleich auf Anhieb gelingen.

An dieser Stelle komme ich zu einer unterstützenden Technik. Wie ich Ihnen schon verraten habe, bin ich Halbesoteriker. Deshalb benutze ich im Folgenden mitunter das eine oder andere esoterische Bild. Aber Sie können es auch einfach ganz sachlich sehen. Ich will Sie nicht mit irgendwelchem Muschebubu behelligen.

Die unterstützende Technik: Sie besteht einfach und allein darin, sich ins Hier und Jetzt zu versetzen. Wenn Sie selbst dafür noch keine geeignete Technik entwickelt haben, dann nehmen Sie die von mir empfohlene.

Natürlich kann man solcherlei Techniken auch von den entsprechenden Spezialisten für Buddhismus oder Yoga erlernen. Aber Sie werden zurecht wissen wollen, wie man sich *sofort* ins Hier und Jetzt versetzen kann. Für einen Normalsterblichen und somit nicht Erleuchteten scheint das nicht so einfach zu sein. Zumindest nicht, diesen Zustand auf Dauer zu erreichen und beizubehalten. Aber das ist für unsere Belange auch gar nicht nötig. Wir brauchen das Hier und Jetzt immer nur für einen Moment. Der Weg, ins Hier und Jetzt zu kommen, führt hauptsächlich über das Ausschalten des benennenden Denkens, des Kopf-Karussells, neudeutsch auch gern mal »Kopfkino« genannt. Da die ganze Sache, die ich Ihnen hier verklickern will, RAUCHPAUSE heißt und diese sich ja hauptsächlich im Hier und Jetzt abspielt, ohne dass wir dabei zurück oder in die Zukunft blicken, müssen Sie die Attacke, das Verlangen, den sehnlichen Wunsch nach einer Zigarette auch nur für das Hier und Jetzt, also für diesen Augenblick abwehren und zurückdrängen. Das Denken ausschalten, funktioniert grundsätzlich gut über körperliche Verrichtungen. Zum Beispiel Marathonlaufen. Eine sehr wirksame Meditation, die aber vielen nicht liegt und auch nicht immer möglich ist. Aber schon bewusstes, tiefes Atmen ist eine körperliche Aktion, die einen vom Denken ins Sein führen kann.

Sie können Ihre Fantasiereise in das Reich der Vorzigarettenzeit durch gleichzeitiges tiefes Einatmen (und dann bewusst weiteratmen) direkt unterstützen. Achten Sie eine Weile auf Ihren Atem. Der hält Sie direkt im Hier und Jetzt. Deshalb wird ja im Yoga und bei allen anderen Meditationstechniken immer so viel Wert auf den Atem gelegt. Weil er ein Hilfsmittel ist, uns in den jetzigen Moment zu bringen. Und dort zu halten. Ein wichtiges Stichwort dabei ist die *Achtsamkeit* oder auch das *Gewahrsein*. Achtsamkeit ist die Kunst, in jedem Moment geistig präsent zu sein und somit voll und ganz in der Gegenwart zu leben. Der vietnamesische Zen-Meister Thich Nath Hanh sagte einmal, dass er seine Schüler nur zwei Dinge lehre: Atmen und Gehen.

Damit sind wir schon beim nächsten Punkt: So wie das Achten auf den Atem eher für die innere Achtsamkeit förderlich ist, so ist das Gehen oder das Spüren des Körpers für die äußerliche oder nach außen gerichtete Achtsamkeit zuständig. Ein gutes Beispiel für die vollendete Harmonie von innerer und äußerer Achtsamkeit ist das Shaolin-Kung-Fu. Leider beherrsche ich es nicht und würde es wohl auch unter Aufwendung größter Mühe nicht mehr sehr weit bringen auf diesem Gebiet, das mich übrigens schon seit meiner Kindheit immer fasziniert hat, seit David Carradine den Kwai Chang Caine in der Fernsehserie *Kung Fu* gespielt hat.

Aber zurück zu: Atmen und Gehen! Zurück zu innerer und äußerer Achtsamkeit. Oder weniger spirituell gesagt: Zurück zur inneren und äußeren *Aufmerksamkeit*.

Die kann ja schon mal grundsätzlich nicht schaden. Zumal, wenn Sie Autofahrer, Fahrradfahrer oder Fußgänger in einer Großstadt sind.

Dazu empfehle ich harte und anstrengende Körperarbeit! Aber nicht, was Sie jetzt denken. Nicht Holzhacken. Obwohl sicher nichts gegen Holzhacken oder Glockenläuten einzuwenden ist. Ich glaube, der Priester in *Don Camillo und Peppone*, also Don Camillo, hat sich auch immer diese Tätigkeiten auferlegt, wenn es etwas zu kompensieren galt. Aber wann kann man schon immer Holz hacken oder Glocken läuten? Ist übrigens eine tolle Sache, dieses Glockenläuten. Habe ich als Bub jeden Samstagabend und jeden Sonntagmorgen gemacht. Am schönsten war es zu Silvester, wenn man vom Kirchturm aus nach dem Mitternachtsläuten dann ringsum über den Nachbardörfern die Feuerwerksraketen aufsteigen sah. Sollten Sie mal in ein Dorf kommen, wo es noch kein elektrisches Geläut gibt, dann bitten Sie doch den Küster darum, einmal die Glocken läuten zu dürfen. Besser als rauchen allemal!

Aber ich möchte Ihnen eine Tätigkeit empfehlen, die nahezu immer möglich ist! Damit meine ich eine intensive Arbeit mit Ihren Füßen! Nehmen Sie mithilfe Ihrer Füße Kontakt zu Mutter

Erde auf. Oder unesoterisch gesagt: Drücken Sie beim Gehen mit Nachdruck Ihre Zehen in die Erde/Richtung Boden. Sprich, Sie rollen die Füße nicht einfach nur ab. Sie sollen also nicht einfach gehen und an irgendwas denken, nein: Sie *sind* das Gehen. Sie sind ganz bei der Sache »Gehen«. Sie denken »Gehen«. Setzen Sie Ihre Füße bewusst auf, mit Nachdruck! Spüren Sie schon das Aufsetzen der Ferse. Spüren Sie die gesamte Fläche Ihrer Fußsohlen. Setzen Sie dabei die Muskelkraft Ihrer Zehen ein, um den nächsten Schritt zu machen. Es geht darum, dass Sie Ihr Gewicht spüren. Das geht natürlich auch im Stehen. Sie kennen sicher den Begriff »sich auf die Zehenspitzen stellen«. Diese Spannung, die man dabei aufbaut, um die geht es hier. In unseren Füßen samt Zehen steckt eine unglaubliche Kraft. Schließlich müssen unsere Füße uns ein Leben lang durch die Welt tragen. Sich diesen Prozess einmal bewusst zu machen, kann ohnehin nicht schaden. Indem wir die Aufmerksamkeit in die Füße bringen, erden wir uns. Was ohne Brimborium nichts anderes heißt, als sich ganzheitlich, also *ganz*, also von oben bis unten wahrzunehmen.

(Nachtrag: Aufgrund eines Bandscheibenvorfalls oder einer nicht näher diagnostizierten Rückeninsuffizienz erlitt ich im letzten Jahr eine Beeinträchtigung der Nerven in meinem rechten Bein. Das war sehr unschön und von teilweise sehr merkwürdigen Verkrampfungen und Verdrehungen der Muskeln begleitet. Aber das Schlimmste war und ist noch immer ein bisschen, dass die Impulsleitung der Nerven zu den Muskeln im Fuß, insbesondere zum großen Zeh nicht mehr funktionierte. Dadurch konnte ich auf einmal nicht mehr laufen. Beziehungsweise fiel hin, wenn ich nicht aufpasste. Der rechte große Zeh war völlig kraftlos. Seitdem trainiere ich ihn sehr bewusst jeden Tag und versuche, ihn zu spüren. Und so langsam kommt die Erinnerung an seine Kraft zurück. Es ist erstaunlich, mit welcher Selbstverständlichkeit wir unsere ganzen Körperfunktionen hinnehmen. Wir wissen nicht viel über sie, und wir würdigen sie zu wenig. Also los, würdigen Sie mal so richtig ihre Füße!)

Und wenn Sie anfangen, ganz bewusst zu gehen, dann bauen Sie überall in Ihrem Körper Spannung auf. So als wäre dieses Gehen, bei dem Sie über Ihre Zehen Ihr Gewicht spüren, eine Sportart. Ich kenne das vom Skifahren, das ich erst im Alter von dreißig Jahren unter unvorstellbaren Qualen erlernte. Aber wenn man nicht einfach nur den Berg runterrutschen und irgendwann hinfallen will, dann baut man Körperspannung auf, die bei den Füßen und Schienbeinen beginnt. Das kommt einem am Anfang total anstrengend vor. Muskelkater vom Feinsten. Aber nach einer Weile geht es einfach in Körperbeherrschung über, die einem hilft, auf Brettern einen schneebedeckten Berg herunterzurutschen. Bringen Sie also beim Gehen einfach ein wenig Spannung in Ihren Körper. Spüren Sie Ihre Füße, Ihre Zehen. Gehen Sie so, dass Sie bei jedem Schritt Ihr Gewicht auf den Zehen spüren, als würden Sie leicht bergauf gehen. Um am Anfang eine Vorstellung davon zu bekommen, wie sich das anfühlt, stellen Sie sich irgendwo ordentlich hin. Füße schulterbreit auseinander. Leicht nach vorne beugen und leicht in den Knien einknicken. Und nun wippen auf Ihren Zehen. Aus den Zehen heraus kann man sich locker erheben, sich größer machen, sich auf die Zehenspitzen stellen. Es geht also nicht darum, die Zehen zu verkrampfen oder zu verkrallen, so wie ich das früher immer üben musste, weil ich Plattfüße hatte und noch habe. Da musste ich zur Stärkung des Fußbettes immer kleine Gegenstände mit den Zehen aufheben. Diese Bewegung meine ich nicht, denn damit können Sie ja nicht laufen. Übertrieben gesagt, meine ich ein Gehen, bei dem Sie bei jedem Schritt aus den Zehen und der Fußsohle heraus nach oben federn. Damit stolziert man dann wie ein Storch im Salat. Aber davon eben nur die leichte Variante, nahezu unsichtbar für andere. Spürbar nur für Sie, weil Sie Ihre Zehen eben leicht mit Ihrem Körpergewicht belasten. Das alles nun müssen Sie nicht ständig und Ihr ganzes Leben lang tun, sondern, wie Sie sich vielleicht erinnern, möchte ich Ihnen dabei helfen, mit den am Anfang leider kaum zu vermeidenden Anflügen von *Verlangen* nach einer Zigarette gekonnt und wirksam umzugehen. Somit haben Sie zwei wirksame Mittel für den Augenblick, in dem, na, sagen wir einfach mal salopp, die Lunge pfeift. Einfach sofort bis zum absoluten Anschlag einatmen, und anschließend langsam und so lange wie möglich wieder ausatmen. Sie können diese Atemübung auch variieren. Zum Beispiel diese viele Luft, die Sie bis zum Rand der Kapazität Ihrer Lunge eingeatmet haben, so lange in sich halten, wie Sie es schaffen. Ich habe das Luftanhalten während meiner Armeezeit mal trainiert, als ich im Lazarett lag. Da habe ich eine ganze Menge trainiert. Zum Beispiel auch autogenes Training. Inwieweit es gegen das Verlangen auf eine Zigarette einsetzbar ist, weiß ich zwar nicht, vielleicht gibt es auch dafür inzwischen Techniken oder Bücher. Ich weiß nur, dass mir das enormen Spaß gemacht hat wegen des unglaublich abstrusen Körpergefühls, in das man sich hineinversetzen kann. Autogenes Training bringt Körper, Geist und Seele schön runter in einen feinen Ruhezustand. Einmal habe ich mich gefühlt wie in einem riesigen, schweren, schwarzen Felsblock eingeschlossen. Ein tolles Gefühl. Und mit dem Luftanhalten kam ich auf etwa zwei Minuten, ohne zu atmen. Das hielt ich damals für unglaublich weltbewegend und gut. Dass Apnoe-Taucher bis zu zehn Minuten nicht atmen, wusste ich damals nicht.

Weiter mit den Atem-Spielen: Sie können sich ein imaginäres Ziel (oder eine unliebsame Person) vorstellen, auf das Sie mit Ihrer »Air-Gun« schießen. Oder Sie sehen ganz direkt etwas vor sich, auf das Sie Ihren Luftstrahl lenken. Ich »schieße« auf die Art und Weise immer gern auf herumhängende Mobiles in möglichst weiter Entfernung. Ihrer Fantasie sind da keine Grenzen gesetzt. Dann in die Zeitmaschine steigen und den Knopf drücken. Katapultieren Sie sich zurück in einen, nein, in IHREN Moment unbeschwerter Glückseligkeit! Und zur Konsolidierung dann drücken Sie Ihre Zehen Richtung Fußboden. Wenn Sie also grad dabei sind zu gehen, dann nehmen Sie sich ganzheitlich wahr beim Gehen. Nehmen Sie sich gehend wahr. Nehmen Sie sich atmend wahr. Nehmen Sie sich wahr in einem konkreten Moment, der abgelöst wird vom nächsten Moment. Und nehmen Sie wahr, dass Sie diesen Moment überstanden haben, ohne zu rauchen. Und nehmen Sie wahr, dass Sie diesen jetzigen Moment gerade überstehen, ohne zu rauchen. Und nehmen Sie wahr, dass Sie auch den bevorstehenden Moment überstehen werden, ohne zu rauchen. Das klingt vielleicht alles sehr umständlich. Ist vielleicht auch ganz am Anfang ein wenig ungewohnt, die Aufmerksamkeit außen und innen und im Hier und Jetzt zu haben. Aber letztlich ist es sehr einfach, und noch ehe Sie alles koordiniert haben, ist die Attacke der Erinnerung an die Zigarette schon vorbei. Sie sollen also versuchen, möglichst viel wahrzunehmen. Dabei können Sie ruhig durcheinanderkommen oder versagen oder alles einzeln hintereinander wahrnehmen, so wie man es in Pilotenfilmen immer sieht, wenn der Pilot im Cockpit Schalter für Schalter umlegt, um alles für den Start vorzubereiten. Ich hab ja mal eine Zeit lang geglaubt, dass man wirklich alles auf einmal wahrnehmen kann, in sich und um sich herum, wenn man nur gut genug trainiert ist dafür. So wie man es in manchen Kampfsportfilmen sieht, zum Beispiel in einem Klassiker, den ich zu DDR-Zeiten mal gesehen habe. *Die blinde schwertschwingende Frau.* Spielte in Japan. Diese Frau war blind und lebte und kämpfte nach Gehör und war natürlich besser und schneller als alle anderen – bösen – Kämpfer. Inzwischen halte ich das für Quatsch. Man kann natürlich nicht alles auf einmal wahrnehmen. Aber man kann sich unglaublich sensibilisieren und eine ganze Menge auf einmal wahrnehmen und versuchen zu koordinieren. Wenn man manche Vorführung sieht in Varietés, wo jemand mit verbundenen Augen in fünf Metern Höhe mit dem Einrad auf einem Seil fährt, vorwärts und rückwärts, und dabei noch mit sieben brennenden Ringen jongliert, dann ahnen Sie, was ich meine mit »eine ganze Menge«. Und eins kann ich Ihnen hundertprozentig versichern: Dieser elternlos aufgewachsene, einarmige, rumänische Artist denkt, während er Ihnen diese Nummer vorführt, *nicht* ans Rauchen.

Für Esoterikfans habe ich noch ein weiteres Angebot: So wie man sich untenherum mit Mutter Erde verbinden kann, kann man sich obenherum mit Väterchen Universum verbinden. Straffen Sie sich. Straffen Sie Ihren Körper und nehmen Sie sich als Teil eines großen, sehr großen Ganzen wahr. Bei »Universum« und »Großes und Ganzes« fällt mir immer Timothy Truckle ein, der zwergenwüchsige Detektiv aus Gert Prokops Science-Fiction-Romanen, als da wären: »Wer stiehlt schon Unterschenkel« und »Der Samenbankraub«. Sehr unterhaltsame Detektivgeschichten aus dem 21. Jahrhundert. Nicht nur für Jugendliche. Dieser Timothy Truckle pflegt häufig zu sagen: »I'm just a truckle, but I don't like to truckle.« Was übersetzt so viel heißt wie: »Ich bin zwar nur ein kleines Rädchen (im Weltengetriebe), aber ich mag es nicht, zu Kreuze zu kriechen.« Dieser Spruch gefällt mir. Zumindest hilft er mir, die doch recht schwierige Balance zu halten, einerseits lediglich ein Furz im All zu sein oder, wenn Sie wollen, ein Staubkörnchen und andererseits der wichtigste Mensch in meinem Leben zu sein, und das, was ich Ihnen beschrieben habe mit dem Atmen und Gehen, das versetzt Sie in die Lage, den jeweiligen Moment, den Augenblick, in dem Sie sich gerade befinden, als den wichtigsten in Ihrem Leben wahr- und anzunehmen.

Nun ist aber erst mal wieder genug mit Eso-Gedöns, wer will, kann sich ja freiwillig mit derartigen Dingen beschäftigen. Mir geht's nur um das sogenannte Gewahrsein. Weg vom Denken, hin zum Sein. Sich und den Körper wahrnehmen. Und diese »Bewegung«, also das Lenken der Aufmerksamkeit, der Wahrnehmung vom Kopf runter zu den Fußsohlen, das allein sollte reichen für eine ganzheitliche Wahrnehmung Ihres Selbst.

Ich sag mal so, die Erinnerung an die Zigaretten und wie schön es war mit ihnen oder die in die Zukunft gerichtete Vorstellung, wie schön es wieder werden könnte, die ist ja im Kopf. Ich weiß zwar nicht genau, wo da, aber irgendwo da oben im Menschen. Und die Konzentration aufs Atmen und aufs Gehen lenkt Ihre Aufmerksamkeit aus dem Oben in das Unten. Oder aus dem

Kopf in den Körper. Will sagen, diese Methode ist geeignet, das ewige Gedankenkarussell im Kopf für einen Moment auszuschalten. Warum auch immer das so ist, bei den meisten Menschen denkt uns der Denkapparat, sprich, es denkt immer und ständig vor sich hin. Aber an sich ist das Denken ein Instrument, das uns zur Verfügung stehen sollte, und nicht wir ihm. Ideal wäre es natürlich, wenn wir es jeweils dann einschalten und benutzen könnten, wenn wir es brauchen. (Vielleicht kann man das vergleichen mit einem Auto vor der Tür. Da ist der Motor auch ausgeschaltet. Stumm und still wartet das Auto darauf, dass es uns zu Diensten sein kann. Und wenn wir es brauchen, zücken wir den Zündschlüssel, starten die Kiste, legen den Gang ein und fahren los. Dorthin, wo wir wollen, oder nur mal so zum Spaß oder zur Entspannung. Aber das Auto startet sich nicht selber vor der Tür und nervt uns damit, dass es da ist und bereit, uns zur Verfügung zu stehen. Wär ja auch noch schöner. So ein Auto würde uns höllisch auf die Nerven gehen.)

So. Wenn man eine Möglichkeit gefunden hat, das Denken unter Kontrolle zu bekommen, dann ist man den Erinnerungen an die schöne Raucherei nicht länger hilflos ausgesetzt. Ich will die Erinnerung an die schöne Pafferei auch nicht weiter schlechtmachen. Sogar genießen kann man solche Erinnerungen, wenn man sich auf einigermaßen sicherem Parkett bewegt. Ich zum Beispiel, wenn ich mich in meiner Erinnerung in irgend so einer vollgequalmten Lasterhöhle mit Freunden/hübschen Frauen sehe, dann schließe ich kurz die Augen, atme bewusst tief ein und gehe richtig tief in die Situation rein.

Dazu passend muss ich Ihnen zwischendurch noch schnell mal eine Anekdote von meinem Spezi Sonderpaul erzählen. Der heißt natürlich nicht so, aber ich muss natürlich darauf achten, dass mich nicht ständig Leute wegen der Verletzung von Persönlichkeitsrechten rügen. Wobei der echte Name von Sonderpaul nicht weniger ausgefallen ist als das von mir gewählte Pseudonym. Sonderpaul ist ein hauptamtlicher Lebenskünstler, der sich eine Zeit lang mit Komparsenjobs über Wasser gehalten hat. Er kleidete sich stets sehr korrekt und gepflegt und hatte immer ausgefallen hübsche Freundinnen. Sonderpaul rauchte, schien aber auch dem Hanfgenusse nicht abgeneigt zu sein. Im Sommer trafen wir uns zwar zufällig, aber doch fast täglich in der Kastanienallee vor einem der Gafferläden, wo man Kaffee oder Bier kaufen und vor der Tür trinken kann. Sonderpaul war schon immer der Meinung gewesen, dass man den Staat, die Behörden, die Bullen und überhaupt alles ficken (das meint: nicht ernst nehmen) solle, was zum Schweinesystem (in Sonderheit Ämter und Behörden) gehöre. Er war auch ziemlich gut darin, denke ich. Auch sehr von sich eingenommen war er. Aber irgendwann begann so ganz langsam der Putz zu bröckeln. Warum und wieso, entzieht sich meiner Kenntnis. Irgendwann hatte er auch keine Freundin mehr. Und dann saß er immer so vor dem Gafferladen in der Kastanienallee und erklärte mir, dass er auch gar keine Freundin mehr brauche. Dass er mit all den hier vorbeilaufenden Frauen auf der spirituellen Ebene Sex hätte. Das sei noch tausendmal besser als in echt. Und immer wenn so eine Castingallee-Schönheit vorbeischlenderte,[92] dann nahm Sonderpaul sie auf Lunge. Er schloss die Augen und atmete laut hörbar ein und aus. Er forderte mich auf, dies doch auch mal zu probieren. Das tat ich auch, und ich muss sagen, ich war gar nicht so schlecht für den Anfang. Sonderpaul behauptete dann sogar, dass die Frauen ihn und seine spirituellen Fähigkeiten auf dem Gebiet der Sexualität schon von Weitem spüren würden. Auch meinte er, dass er daran arbeite, diese Frauen alle zu schwängern. Sie werden es sich denken können: Sonderpaul landete dann irgendwann in der Geschlossenen. Was aber nicht bedeutet, dass seine anfängliche Fähigkeit, sich imaginär in eine Situation hineinzuversetzen, deshalb für unsere Belange keine Rolle mehr spielt. In der Tat kann man sich umso besser in ima-

---

[92] »Casting-Allee« ist der Spottname für die Kastanienallee in Berlin-Prenzlauer Berg.

ginierte Situationen oder Gefühle oder Stimmungen hineinversetzen, je mehr man dies übt. Eine Freundin von mir kann bei guter Musik stundenlang im Kopf tanzen. Und diese Übung, Ihr persönliches Hineinversetzen in eine Rauchflucht-Situation, mit intensivem Atmen zu verbinden, verstärkt den Effekt erheblich.

An dieser Stelle noch ein Tipp zum Atmen, besser gesagt, zum Einatmen: Es wird sich in Ihrem weiteren Leben innerhalb der von Ihnen eingelegten RAUCHPAUSE nicht vermeiden lassen, dass Sie auf qualmende Zigaretten mit Hand und Mensch dran stoßen. Dann gibt es zwei Möglichkeiten, aus beiden können Sie als Sieger hervorgehen. Ich jedenfalls mache das.

Erstens: Der Zigarettenqualm kommt Ihnen angenehm vor und weckt angenehme Erinnerungen. Dann atmen Sie den Geruch ein und erfreuen sich an der Tatsache, dass Sie selbst als *ehemaliger* Raucher in der Lage sind, sich an Zigarettenqualm zu ergötzen.

Zweitens: Ihnen ist der Qualm unangenehm. Dann erfreuen Sie sich an der Tatsache, dass Sie als ehemaliger Raucher inzwischen sogar echten Ekel vor diesem Gequiester empfinden können.

So, meine Damen und Herren. Jetzt habe ich aber ordentlich auf Sie eingepriestert. Somit dürften die drei Ebenen der Methode RAUCHPAUSE offenbar geworden sein:

1.
Wir nennen es RAUCHPAUSE. Es gibt nur den Moment. Ich rauche *JETZT* nicht. Sie rauchen *JETZT* nicht!

Kein Blick in die Vergangenheit. Kein Blick in die Zukunft. Sie müssen nicht darüber nachdenken, wie lange Sie schon nicht mehr rauchen, und Sie müssen keine Prognosen darüber abgeben, wie lange, mit Blick auf die Zukunft, Sie nicht zu rauchen gedenken. Es gibt keine Gelübde. Keine Schwüre. Kein: Nie wieder. Keine »letzte Zigarette«. Also nicht die *endgültig* letzte, das lassen Sie an dieser Stelle einfach offen. Es gibt nur Sie und den Moment, in dem Sie nicht rauchen, weil Sie sich für die Methode RAUCHPAUSE entschieden haben.

2.
Wenn Sie sich entschieden haben, mit Ihrer Rauchpause zu beginnen, dann suchen Sie sich aus einer Zeit, die *VOR* Ihrer ersten Zigarette liegt, eine Erinnerung/Sequenz/Begebenheit/Situation aus, die Sie sich so lebendig wie möglich vergegenwärtigen. So lange und so gut, bis es Ihnen möglich ist, im Bruchteil einer Sekunde in diese Situation hineinzu*springen*. Bis Sie in der Lage sind, sich dort regelrecht hineinzukatapultieren. Und all die Dinge, die diese Situation ausmachen, zu erfahren, zu fühlen, zu riechen, zu sehen, zu spüren. Da Sie in dieser Situation in dieser Zeit damals ohne Zigarette ausgekommen sind, wird es Ihnen leicht fallen, einen Moment der Anfechtung und des Verlangens, geschützt durch diese sehr lebendige Erinnerung, zu überstehen.

3.
Um das Ganze zu konsolidieren und es Ihnen später noch einfacher zu machen, der Versuchung zu widerstehen, müssen Sie nur lernen:

a) auf Ihren Atem zu achten, die Aufmerksamkeit auf Ihr Inneres zu richten

und

b) gleichzeitig Ihre Aufmerksamkeit in Ihren Körper zu lenken. Wobei ich Ihnen empfehle, dies über Ihre Füße und das Gehen mit Ihren Füßen zu machen. Indem Sie Ihr Gewicht mithilfe Ihrer Zehen spürbar werden lassen. Somit haben Sie gleichzeitig Ihre Aufmerksamkeit in sich und außerhalb von sich. Damit sind Sie im JETZT angekommen.

Und in diesem JETZT, Sie erinnern sich, machen Sie gerade RAUCHPAUSE!

Machen Sie *JETZT* eine RAUCHPAUSE!

So wie Sie immer weiteratmen, ohne sich dessen immer bewusst zu sein, atmen Sie sich durch Ihr ganzes Leben. Und jeder Weg, den Sie gehen, besteht aus jedem einzelnen Schritt, den Sie gehen. Nicht jeden Schritt nehmen Sie wahr. Normalerweise. Das sollten Sie jetzt, wann immer es nötig ist, ändern. Nehmen Sie jeden einzelnen Schritt und jeden einzelnen Atemzug wahr im Moment der Anfechtung. Und noch darüber hinaus, so lange Sie es leisten können. Auf diese Weise ist das Nichtrauchen letztlich nur eine Aneinanderreihung von unendlich vielen kurzen RAUCHPAUSEN. Nicht jeden rauchfreien Augenblick werden Sie wahrnehmen. Aber in jedem Moment, in dem das Thema in irgendeiner Form auf Sie zukommt, können Sie sich vergegenwärtigen, dass Sie atmen, dass Sie (durchs Leben) gehen, dass Sie mitten im JETZT, in Ihrer RAUCHPAUSE stecken.

Wie Sie das Prozedere im Detail gestalten, überlasse ich Ihrer Kreativität. Ob Sie allein bei einem guten Whiskey die letzten Zigaretten aufrauchen oder mit Freunden eine kleine Party feiern, bei der Sie sich sukzessive Ihres geliebten Lasters entledigen, ist letztlich egal. Sie müssen jedoch einen Termin, einen Tag für sich festsetzen, an dem Sie mit der RAUCHPAUSE beginnen. Am Morgen dieses Tages sollten dann auch keine Zigaretten mehr in Ihrem Haus sein. Sie wachen auf, und Ihr erster Gedanke ist: »Hurra, RAUCHPAUSE!«

Kapitel 12

DAS DRUMRUM UND DIE VERKNÜPFUNGEN

So, sehr verehrte Damen und Herren, das Wichtigste haben Sie nun schon gelernt. Und es ist also kein Beinbruch, wenn Sie beim ersten Versuch, meine Vorschläge umzusetzen, über kurz oder lang scheitern. Dann versuchen Sie es eben wieder. Sie werden merken, dass Sie mit jedem Mal besser werden. Lockerer, entspannter. Denn wie bereits mehrfach erwähnt: Es ist nicht einfach, den richtigen Zeitpunkt zu finden. Das kann im Eifer des Gefechts und bei allem Enthusiasmus eben auch mal schiefgehen. Na und?

Viel mehr Handwerkszeug brauchen Sie nicht, um mit *Ihrer* RAUCHPAUSE erfolgreich zu starten. Das letzte Kapitel ist sozusagen Ihr »Vademelkum«. »Vademekum« kommt aus dem Lateinischen und bedeutet »Geh mit mir!«. Ein Vademekum bezeichnet üblicherweise ein Buch, das als unentbehrlicher Begleiter bei der Berufs- oder Religionsausübung, auf Reisen oder auch sonst in allen Lebenslagen mitgeführt werden soll. Nun sollen Sie nicht ständig mein Buch mit sich herumtragen. Wobei ich, ehrlich gesagt, auch nichts dagegen hätte. Zum Beispiel bestünde dann die Möglichkeit, dass Sie, wenn das Verlangen eine Attacke gegen Ihre guten Vorsätze reitet, mein Buch einfach auf den Kopf legen beim Laufen und tunlichst darauf achten, dass es nicht herunterfällt. Dann wäre die Aufmerksamkeit nicht nach unten gerichtet, wie vorhin beschrieben, sondern nach oben, doch der Effekt wäre derselbe. Außerdem würden Sie sich damit immer gleich als Rauchpausen-Azubi zu erkennen geben. Sie kämen mit anderen auf der Straße, im Büro, die das auch so machen, ins Gespräch und könnten Erfahrungen austauschen. Bilder mit Büroangestellten, die mit Büchlein auf dem Kopf während der Mittagspause in den schicken Suppenladen um die Ecke gehen, nicht eilen, eher schreiten, gingen um die Welt. Ich sag nur Facebook. Was die Engländer nur als Kurzfilmchen in *Monty Python's Flying Circus* in puncto absurdem Humor – beispielsweise mit dem »Ministry of Silly Walks« – fertigbekommen haben, würden die Deutschen nun real leben. Man würde uns beneiden.

Aber gesetzt den unwahrscheinlichen Fall, Sie verzichten auf diese Anwendungsform meines Buches, dann haben Sie diese Anleitung, wie Sie eine RAUCHPAUSE machen und auf Dauer einhalten können, wenn schon nicht auf dem, dann doch zumindest im Kopf. Das kann Ihnen niemand mehr wegnehmen. Das können Sie nicht mehr verlieren. Dieses Wissen bleibt bei Ihnen. Bis an Ihr Lebensende. Sie können es Ihren Kindern vererben, Ihren Enkeln, aber auch wildfremden Menschen. Es gehört Ihnen.

Trotzdem möchte ich Ihnen noch ein paar Tipps mit auf den Weg geben:

— Kommen wir noch mal zum Zeitpunkt. Der sollte von Ihnen so gewählt werden, dass Sie in dieser Zeit wirklich keinen Stress haben. Sprich, am besten ist es, wenn Sie sich wenigstens eine Woche Urlaub oder Auszeit nehmen. Warum? Weil ich Ihnen nämlich empfehle, dass Sie sich eine genaue Auflistung der Dinge machen sollten, die bei Ihnen normalerweise mit dem Rauchen im Zusammenhang stehen. Ich nenne mal ein paar Beispiele.

Es gibt die Zigarette ...

... zum Kaffee, zum Bier, Wein, Cocktail, nach dem Essen, nach dem Aufstehen, nach dem Frühstück zur Regulierung des Stuhlgangs, bei längeren Telefonaten mit Freunden oder Verwandten, auf Partys, auf Betriebsfeiern, bei Treffen mit bestimmten Freunden, vor und nach dem Sex und bei längerer Verrichtung auch zwischendurch, nach getaner Arbeit, nach längeren Bergwanderungen auf dem Gipfel, beim Zelten wegen der Mücken, beim Zeitungslesen, beim Autofahren, beim Bücherlesen, beim Nachdenken, bei Krisengesprächen, wenn die Kinder im Bett sind und so weiter.

Bei mir war ganz klar die Nummer eins der Verknüpfung: Kaffee trinken plus rauchen. Vermutlich bin ich von Kaffee abhängiger als von Zigaretten. Trotzdem werde ich nicht als Nächstes ein Buch schreiben mit dem Titel: »Endlich Teetrinker!« Aber ich werde sicher in naher Zukunft über meinen enormen Kaffeekonsum nachdenken und vielleicht mit denselben Tricks, die ich schon beim Rauchen erfolgreich angewendet habe, den Kampf gegen den Kaffee aufnehmen. (Zur Zeit bin ich ein großer Fan von Ingwertee, also: frischer Ingwer, Zitrone und ein paar frische Pfefferminzblätter, heißes Wasser drauf und mit einem Schuss Honig abrunden. Dazu schmeckt auch eher keine Zigarette.)

— Worum geht es mir und sollte es Ihnen gehen am Anfang, also zu Beginn Ihrer RAUCHPAUSE? Meiden Sie *die* oder besser gesagt *Ihre* Kontakt- oder Verknüpfungssituationen! Meiden Sie die Situationen, in denen Sie normalerweise zur Zigarette greifen würden! Deshalb also die Urlaubs- oder Auszeit, damit Sie in der herkömmlichen Routine Ihres Alltags *nicht automatisch* zur Zigarette greifen. Wobei das auch schlecht gehen dürfte, DENN:

— Wenn Sie sich einmal für die RAUCHPAUSE entschieden haben, dann sollten Sie auch gar keine Zigaretten mehr im Haus oder in unmittelbarer Nähe aufbewahren. Das leuchtet Ihnen bestimmt ein. Ich habe jedenfalls immer alle aufgeraucht. Und meistens vorher noch eine Orgie gefeiert. Mit gut essen, gut trinken und gut rauchen! Durchaus auch von allem ein bisschen zu viel. Aber das müssen Sie nicht so machen. Das ist vielleicht nur ein Ausdruck meiner persönlichen Maßlosigkeit. Ja, ich muss zugeben, selbst in der Askese bin ich maßlos. Ich hab ja in meiner Jugend schon hin und wieder gefastet. Und tatsächlich habe ich nicht eher Ruhe gegeben, bis ich, wie der Herr Jesus selber, einmal sogar vierzig Tage lang gefastet hatte. Also nur getrunken, nichts gegessen. Schon ziemlich extrem, oder?[93]

— Weiter sei zum Zeitpunkt gesagt, ich hatte es schon angedeutet, dass es Ihnen passieren kann, dass es einfach nicht der richtige Zeitpunkt war, den Sie gewählt haben. Durch irgendeine übersehene Hintertür kommt dann die Raucherei zurück wie ein braver Bumerang. Leider kann ich Ihnen keine verlässlichen Angaben machen, wie man den richtigen Zeitpunkt findet. Aber ich weiß aus eigener Erfahrung, dass es nach dem zweiten oder dritten Anlauf, wenn man es bereits ernsthaft versucht hat, dann schließlich doch klappt. DER RICHTIGE ZEITPUNKT LÄSST SICH FINDEN! Wenn Sie ihn gefunden haben, fühlt sich das auch gut und richtig an!

Die allerwichtigste Voraussetzung ist natürlich, dass man wirklich will. Dass man *wirklich* mit dem Rauchen aufhören *will*. Das ist sogar eine Kernaussage, und mich wundert, dass ich die hier so lapidar einfließen lasse. Aber vielleicht ist das ja auch klar, dass man das wollen muss. Wenn Sie jetzt denken: »Na, mal sehen, ob dem Ebeling seine Methode da klappt? Mit Allen Carr hat's schon mal nicht geklappt damals, und auch sonst war ich nicht besonders erfolgreich mit dem Aufhören. Wieso auch? Macht mir ja auch irgendwo Spaß die Sache«, dann haben Sie mein vollstes Verständnis. Ich will niemanden überreden aufzuhören. Ich biete nur Mittel und Wege an für jene, die es wirklich wollen und bislang nicht erfolgreich waren mit ihren Versuchen.

---

[93] Aktuell kann ich hinzufügen, weil mir das nicht gereicht hat und weil darüber sogar schon mal einer ein Buch geschrieben hat, dass ich vor einiger Zeit sogar einundvierzig Tage gefastet habe, um die Bestmarke von Jesus noch zu übertreffen.

Also sage ich hier mal ganz deutlich: Das Aufhören mit dem Rauchen oder das Einlegen der von mir empfohlenen Rauchpause klappt nur unter einer Voraussetzung. Sie müssen für sich in vollem Ernst und mit einer guten Begründung sagen können:

ICH WILL AUFHÖREN ZU RAUCHEN!

Prüfen Sie nun bitte, ob Sie wirklich aufhören wollen! Schreiben Sie bitte eine Liste mit den Gründen, die Ihnen einfallen, weshalb Sie aufhören wollen beziehungsweise weshalb Sie mit der Methode RAUCHPAUSE vom Rauchen loskommen wollen! Ihnen fällt nichts ein? Dann fällt mir dazu auch nichts weiter ein. Ich hoffe, dass ich Sie trotzdem gut unterhalten konnte mit meinem Buch. (Außerdem kann es ja sein, dass Sie eines Tages doch aufhören wollen mit der Methode RAUCHPAUSE und dann das Buch gerade nicht dabeihaben, dann wissen Sie aber schon mal, wie's geht, gell.)

Aufhören und richtiger Zeitpunkt: Manchmal braucht man dazu einfach eine gewisse innere Gelassenheit oder weniger äußeren Druck, oder irgendein schwelender Konflikt muss erst beigelegt sein und siehe da – schwupps, flutschi flutschi –, geht es auf einmal ganz einfach.

— Seien Sie gewissenhaft bei der Erstellung der Kontakt-Situationen. Sollten Sie sich daran gewöhnt haben, zur Entspannung stundenlang im Internet zu surfen und sich dabei nackte Autos oder Ähnliches anzuschauen und dabei zu rauchen, dann unterschätzen Sie dies nicht und vermeiden diese Situationen ganz einfach so lange, bis Sie das Gefühl haben, Sie sind resistent.

Apropos »ganz einfach«. Wenn Sie sich entschieden haben, die sogenannten Kontaktsituationen zu vermeiden, dann kann es sein, dass Sie sich eine Weile lang völlig verloren vorkommen, desorientiert und verwirrt. Also, mir erging es so in jenem Sommer, als ich diese Methode zum ersten Mal ausprobiert habe. Ich konnte nicht ins Kaffeehaus zu den Zechbrüdern. Ich konnte nicht in irgendeine Kneipe, um mich mit einem Bier zu trösten. Auch wenn der Umgang mit Alkohol kein Problem darstellt normalerweise: Alkohol als Trost oder Entspannungsfaktor kann sehr schnell gute Vorsätze und Trainingserfolge aufweichen! Also ruhig mal eine Weile leckere Tees oder Smoothies trinken!

Ich konnte auch nicht schön essen gehen, denn nach gutem Essen zündete ich mir immer gerne eine an. Ich habe mich übrigens in der Anfangszeit meiner RAUCHPAUSE nach der sogenannten Rohkosttherapie ernährt. Das heißt, man kann essen, was man will, nur eben roh. Da kam es jedenfalls nicht zu Schlemmerorgien, wie Sie sich leicht vorstellen können. Wozu es kam, waren aber tatsächlich ein paar Tage des leichten Desorientiertseins. Ich ging aus dem Haus, ging die Straße runter bis zur nächsten Kreuzung und blieb stehen und wusste einfach nicht, was ich tun sollte, wohin ich gehen könnte, ohne an einen Ort zu gehen, der mir »gefährlich« werden könnte im Sinne von Herstellung einer Kontaktsituation. Manchmal hab ich da an der Kreuzung bis zu einer halben Stunde gestanden, manchmal bin ich sogar wieder zurückgegangen in meine Wohnung. Sollte Ihnen das auch passieren, dann machen Sie sich nichts draus. Das geht nach wenigen Tagen vorbei. Ich hab mich dann, wenn ich wieder aus dem Haus gegangen bin, meist dafür entschieden, in einen Bioladen zu gehen. Auf diese Weise habe ich viele verschiedene Bioläden kennengelernt. Es gibt ja auch eine Menge Bioläden in Berlin. Und dort gibt es auch eine Menge verschiedener Dinge, die ich vorher gar nicht kannte, die ich dann einfach mal ausprobiert habe. Auf jeden Fall hat es mich vom Rauchen abgelenkt. Und ich konnte Genussstrukturen aufbauen, die völlig unabhängig waren vom Rauchen. Sprich, ich konnte Dinge entdecken, die mir lecker waren und noch gar keine Verknüpfung mit dem Rauchen hatten. Und falls Sie auf dem Land wohnen, wo es keine Bioläden gibt, dann gehen Sie doch in den Wald oder in die freie Natur. Das ist auch so eine Art Bioladen. Hauptsächlich zwar für die Rehe und Piepmätze. Aber erstens ist es sehr schön, diesen beim Essen, Fliegen, Leben und Nichtrauchen zuzusehen. Und zweitens, wenn Sie in die Natur gehen, dann *gehen* Sie ja schon mal, und Sie erinnern sich, bewusstes Gehen ist einer der Grundpfeiler der RAUCHPAUSE. Wobei Sie das bewusste Gehen auch ganz bewusst durch richtigen Sport ersetzen können. Das ist sicher auch eine sehr schöne Sache. Nur liegt sie nicht jedem. Deshalb habe ich hier das mehrheitskonforme, massentaugliche Gehen so ausführlich empfohlen. Wir sind fast alle Geher. Atmer sind wir alle. Wenn Sie statt des bewussten Gehens jedoch Ihre Karriere aus der Schulzeit als Langstreckenläufer wieder aufleben lassen wollen, bitte sehr! Nur zu. Ich dagegen finde Bioläden sehr schön. Zumindest immer dann, wenn ich mich mal von eingefahrenen Ess- und Lebensgewohnheiten trennen will. Und das Einläuten einer RAUCHPAUSE ist doch eine starke Veränderung meiner Lebensgewohnheiten gewesen.

Bei »sehr schön« fällt mir übrigens eine sehr schöne Anekdote ein. Als ich begann, mit diesem Buchprojekt schwanger zu gehen, begann ich natürlich, hin und wieder davon zu erzählen im Freundes- und Bekanntenkreis. Wohl um mich selbst zu ermutigen. Denn schließlich hatte ich ja noch nie ein Buch geschrieben, immer nur Kurzgeschichten, und hatte natürlich auch Schiss, damit überhaupt anzufangen. Jedenfalls saß ich zu jener Zeit in jener Berliner Kneipe, in der meine Karriere als Geschichtenschreiber überhaupt ihren Anfang nahm. Abends bei einem Bier und einer Zigarette. Ich hatte zwar keine Zigaretten dabei. Aber ich nahm dankbar eine an, als ich mit wildfremden Menschen ins Gespräch kam, vermittelt durch die Tresenfrau, die beide Parteien kannte und meinte, wir würden uns gut verstehen, wenn wir uns kennen würden. Normalerweise finde ich es immer ein bisschen problematisch, wenn ich so unerwartet und unvermittelt jemandem vorgestellt werde. Aber in diesem Fall hatte die Bardame recht. Warum hat er geraucht, der Ebeling, wird jetzt der aufmerksame Leser fragen. Nun, es war genau zwischen meinen beiden Versuchen, die Methode RAUCHPAUSE auszuprobieren. Nachdem ich es einmal damit geschafft hatte im Sommer 2008, war ich ja noch mal bewusst rückfällig geworden. Das musste ich tun, um die Effizienz und Wirksamkeit der Methode zu überprüfen. Da saß ich also zwischen den Rauchpausen in meiner Stammkneipe und unterhielt mich angeregt mit Männern meines Alters, auch übers Rauchen und über mein geplantes Buch. Nun die sehr schöne Anekdote: Der eine der beiden netten Männer, mit denen ich im Gespräch war, erzählte, dass er nun schon so-undso viele Jahre nicht mehr rauche. Inzwischen greife er nur noch hin und wieder mal zu einem leckeren Kaugummi. Am Anfang habe er sehr viele Kaugummis zerkaut. Aber das Krasseste in den ersten Monaten seiner Nikotinabstinenz war der Umstand, dass er – sehr zur Freude seiner Frau – ein ungeheures Verlangen nach Sex entwickelte. Sie sehen, es kann also durchaus zu ungeahnten Veränderungen in Ihrem Leben kommen, wenn Sie sich auf das Abenteuer einlassen, auf das Rauchen zu verzichten. Denn irgendwie ist es vermutlich doch nur eine Ersatzhandlung für irgendwas. Und ich traue Ihnen genug Kreativität zu, dass, wenn Ihnen ein Spielzeug nicht länger zur Verfügung steht, Sie ein anderes finden werden. Im besten Fall eines, das Ihre Gesundheit nicht nur nicht gefährdet, sondern auch noch fördert.

— Gerne komme ich nun noch einmal zu dem beliebten Thema Gewichtszunahme. Ich denke, dass es viele Menschen gibt, die, nachdem sie aufgehört haben zu rauchen, an Gewicht zunehmen. Ich habe auch zugenommen. Dazu kann ich nur eins sagen: Na und!?

Vermutlich braucht der Körper eben eine Weile, ehe er sich an die neue (ehemals alte) Situation gewöhnt hat. Aber das macht doch nichts. Dann haben Sie nämlich gleich eine neue Aufgabe, die Sie vom Rauchen ablenkt. Sie sorgen einfach für mehr Bewegung und gesünderes Essen in Ihrem Leben. Wie heißt es doch so schön: »Warum leckt sich ein Hund die Eier?« – »Weil er's kann«, ist die schlichte wie richtige Antwort. Und mit *dem* Herzen und *der* Lunge, die Sie haben werden, wenn Sie nicht mehr rauchen, werden Sie höchstwahrscheinlich ein neues *Verlangen* spüren. Das Verlangen nach mehr Bewegung. Herzlichen Glückwunsch! Viel Spaß dabei!

Ach, noch was: Neulich war ich bei einer Freundin zu Besuch, deren zwei Söhne Fernsehen schauen durften, während wir in der Küche saßen und aßen und tranken und uns über die Dinge des Lebens unterhielten. Ab und zu kreischten die Buben vor Vergnügen auf. Irgendwann ging ich zu den Buben. Schließlich habe ich keinen Fernseher, weil ich fernsehsüchtig bin. Und was sahen die Jungs im Fernsehen? *The Biggest Loser* schauten sie sich an – eine Sendung, moderiert von der Eiskunstlauflegende Katharina Witt, in der ganz dicke Menschen ganz viel abnehmen sollten. Und wer am meisten abgenommen hatte, der bekam hunderttausend Euro. Ich war beeindruckt. Der Sieger, Enrico, hat über neunzig Kilo abgenommen. Er war mit einem Gewicht von über hundertneunzig Kilo an den Start gegangen. Das hat mir Mut gemacht. Ich bin nun auch nicht gerade ein Leichtgewicht, und ein paar Kilo könnten wirklich runter, echt mal. Ich bin davon überzeugt, dass, wer es schafft, mit dem Rauchen aufzuhören, auch in der Lage sein dürfte, über kurz oder lang sein Gewicht zu kontrollieren. Der Vollständigkeit halber möchte ich hier erwähnen, dass der Meister auch hierzu ein Buch geschrieben hat. Es heißt »Endlich Wunschgewicht!«. Die Meinungen über die Wirksamkeit des Buches gehen auseinander. Soweit ich weiß, geht der Meister auch hier mit ziemlich harten Bandagen an die Sache ran. Aber ich finde, einmal Kritisieren reicht. Herrschaften, wir sind beim Thema Gewicht, beziehungsweise Übergewicht – für viele Leute ein echtes Problem –, aber ehrlich gesagt halte ich es für ein größeres Problem, wenn man ab einem bestimmten Stadium des Rauchens an enormem Untergewicht leidet. Daran kann man in den meisten Fällen nämlich gar nichts mehr ändern. Ich rede von Lungenkrebs im fortgeschrittenen Stadium. Beispielsweise. Ein

Freund meiner besten Freundin ist eine Zeit lang am Virchow-Klinikum als Arzt dafür zuständig gewesen, die Beratungsgespräche zu führen mit den Patienten, die eine Chemotherapie vor sich haben. Letztlich sei das so etwas Ähnliches wie Sterbebegleitung, meinte er in seiner trockenen Art. Mit Lungenkrebs ist nicht zu spaßen. Auch wenn ich trotzdem schon schmunzeln musste, wenn ich Leuten begegnet bin, die nur noch einen Lungenflügel hatten und trotzdem an dem Laster festhielten. Ich kann sie verstehen. Vielleicht ist es so, dass man sich, wenn man sich damit abgefunden hat, demnächst zu sterben, eben noch an die kleinen Freuden hält, die einem bleiben. Aber das trifft auf Sie nicht zu! Sie sind und fühlen sich lebendig. Tod und Sterben sind für Sie zumindest nicht aus aktuellem Anlass Thema Nummer eins. Und so wie Leben und Sterben einen Kreislauf bilden, so bilden vielleicht auch Anfangen zu rauchen und Aufhören zu rauchen einen Kreislauf. Ein bisschen komisch war das am Anfang schon, oder? Die erste Zigarette? Sie erinnern sich? Also kann es auch ein bisschen komisch werden, wenn Sie jetzt wieder damit aufhören. Und vergessen Sie nicht: Aufhören zu rauchen, kann man trainieren! Je öfter man dies tut, umso leichter fällt es einem, umso besser lernt man sich kennen. Jeder Tag ohne Zigarette ist doch durchaus ein Zugewinn für die Gesundheit.

— Und wo wir hier nun schon einmal bei den unangenehmen Seiten des Rauchens sind, die es fraglos gibt, will ich zu Ihrer Trickkiste noch einen Trick hinzufügen. Es ist mein persönlicher Trick. Obwohl ich bei der Methode RAUCHPAUSE eben nicht mit diesen krassen Feindbildern arbeiten möchte und ich Sie, lieber Leser, nun wirklich nicht mit den Gefahren des Rauchens zupesten will – das wird ja nun schon überall gemacht, auf den Zigarettenpackungen, in der Zeitung, im Fernsehen, in der klassischen Antirauchliteratur –, möchte ich noch von einem persönlichen Erlebnis erzählen, das, wie ich finde, hierher passt und auch in das Rauchpausenkonzept. Bei meinen Recherchen stieß ich irgendwann auf das schöne Wort »Lungenemphysem«. Wer wissen will, was das ist, der lese es nach bei Wikipedia oder lasse es sich von einem Lungenarzt erläutern. Ich wusste nicht, was ein Lungenemphysem ist, und las es nach. Alles nicht schön, Herrschaften, was dort steht. Aber was ich erzählen will, ist, dass manche Menschen manche Wörter nicht mögen. Eine Freundin kriegt Gänsehaut bei dem Wort »Rumpf« oder bei dem Wort »schwitzen«. Wenn ich sie ärgern will, dann spreche ich in ihrer Gegenwart von schwitzenden Rümpfen oder frage sie, ob sie den Eindruck hätte, ihr Rumpf schwitze, und freue mich an ihrem ekelverzerrten Gesicht. So geht es mir mit dem Wort »Lungenemphysem«. Macht mich irgendwie unruhig. Und am besten/schlimmsten fand ich das Beispiel dazu, was ein Lungenemphysem bewirkt: Man kann auf eine Entfernung von fünfzehn Zentimetern keine Kerze mehr auspusten. Insofern schließt sich hier der Kreis zu meinen vorherigen Ausführungen zum Thema Atmung. In »Gefahrensituationen«, also wenn ein Verlangen im Anzug ist, dann atme ich tief ein und erfreue mich daran, dass ich mit dem aufgebauten Druck mindestens zwanzig Kerzen auf eine Entfernung von einem Meter auspusten könnte.

— Weiter zum Drumrum: Eine ganz krasse Hintertür, die zuzumauern ich dringend empfehle, ist das Kiffen. Wer aufhören will zu rauchen, aber noch weiter kifft, für den wird es schwer. Aber solche speziellen Fälle kann und will ich hier im Einzelnen nicht abhandeln. Ich rate nur Folgendes sehr dringend an: Trinken Sie in der ersten Woche der RAUCHPAUSE keinen Alkohol, meiden Sie alle Situationen, in denen Sie mit Zigaretten und Rauchern in Berührung kommen könnten. Essen Sie nicht übermäßig. Wenn Sie es noch nie getan haben, dann empfehle ich Ihnen sogar eine richtige kleine Fastenkur von einer Woche. Kaufen Sie sich einen Fastenratgeber oder schauen Sie im Internet nach, wie das geht. Trinken Sie einfach viel Wasser, Saft und Tee. Entschlacken Sie sich. Vorausgesetzt, Sie haben nichts Wichtiges vor oder zu leisten. Auch Autofahren ist für den Erstfaster nicht zu empfehlen. Nun denken Sie sicher, der spinnt ja, der Ebeling. Aufhören zu rauchen. Dann noch fasten. Was denn nun noch? Kein Sex mehr? Richtig, wenn für Sie »die Zigarette danach« ein integraler Bestandteil Ihres Sexlebens sein sollte, dann seien Sie vorsichtig damit. Aber wie wir erfahren durften, kann es auch andersrum kommen, und das fehlende Rauchen wird durch nie gekannte Leidenschaft ersetzt. Was ich Ihnen eigentlich nur vermitteln will, sind die verschiedensten Instrumentarien, heutzutage auch gerne Tools genannt, die Sie sich letztlich selbst zu einem für Sie optimalen Equipment zusammenstellen können. Jeder tickt anders. Jeder raucht anders. Jeder hört anders auf. Jeder kann sich mit anderen Tricks optimal ablenken. Wobei dieses Sich-ablenken-Müssen zeitlich sehr begrenzt ist. Es sind immer nur kurze Momente, die anfänglich recht häufig auftreten, aber sukzessive weniger werden. Auch das ist sicher bei jedem anders. Aber ich sag mal: Nach drei bis vier Wochen müssen Sie nur noch ganz selten in die Trickkiste greifen. Je länger Sie trainieren, mit den Anfechtungen umzugehen, je besser Sie also vorbereitet sind auf die Attacken, desto weniger und weniger stark werden Ihnen diese Anfechtungen vorkommen. Im Prinzip werden Sie immer stärker, und Ihr »Gegner«, das *Verlangen*, wird immer schwächer. Übrigens hat mich vorhin eine Bekannte, die ich in der Bibliothek traf, gefragt, ob ich wissen will, wie sie aufgehört habe zu rauchen. Als quasi selbst ernannter Rauch-Experte habe ich natürlich sofort Ja gesagt, weil ich nach dem Meister wenigstens derjenige werden will, der am zweitmeisten über das Rauchen weiß. Beziehungsweise, da der Meister ja inzwischen in einer anderen spirituellen Liga spielt, kann ich ja jetzt derjenige werden, der das meiste über das Rauchen weiß. Aber zurück zu der Frau. »Durch die Schwangerschaft«, war ihre kurze wie gar nicht so ungewöhnliche Antwort. Ich machte ein interessiert wirkendes »Aha«. Das war mir nicht neu, dass Frauen aufhören zu rauchen, sowie sie erfahren, dass sie schwanger sind. Doch dann kam das eigentlich

Interessante. Der Frau ging es furchtbar schlecht mit dem Entzug. Doch da sie schwanger war, dachte sie, all diese unangenehmen Symptome seien der Schwangerschaft zuzuschreiben. Bis ihr ein Bekannter oder ein Arzt sagte, dass diese Symptome dem Nikotinentzug zuzuschreiben wären. Und dann gestand sie mir, dass sie sicher nicht aufgehört hätte zu rauchen, wenn sie gewusst hätte, dass das Sich-schlecht-Fühlen vom Nicht-mehr-Rauchen kommt. Da sie aber glaubte, ihr Unwohlsein ginge auf die Schwangerschaft zurück, war sie sehr wohl in der Lage, die Symptome zu ertragen.

Was lehrt uns das? Wir schaffen offenbar mehr, als wir uns normalerweise zutrauen. Es kommt eben nur auf die Ideologie dahinter an oder die Motivation. Apropos Motivation. Kürzlich sprach ich mit einer klugen Kollegin, die mit des Meisters Buch aufgehört hat zu rauchen. So wie ich, als ich das Buch »Endlich Nichtraucher!« zum ersten Mal las, hatte sie nichts an der Methode auszusetzen. Sie meinte, wenn ich mit meinem Buch eine funktionierende Methode angreife, dann würde ich doch auch damit die Leute vor den Kopf stoßen, die mithilfe vom Meister ihren Frieden gefunden hätten. Nun, erstens wurden immer wieder neue Erfindungen gemacht, auch wenn die schon vorhandenen ihre Aufgabe erfüllt haben. Seit vielen Jahrzehnten leben Diesel- und Benzinmotoren friedlich nebeneinander her. Zweitaktmotoren haben ihre Einsatzgebiete, genau wie Viertaktmotoren. Selbst für den Wankelmotor gibt es hin und wieder Einsatzmöglichkeiten.

Und zweitens, seitdem Sigmund Freud das Unbewusste erfunden hat, hat sich die Annäherung an dieses auch modifiziert. Er aber bleibt der Meister. Deshalb wird auch Allen Carr der Meister bleiben, denn schließlich hat er als Erster postuliert: Aufhören zu rauchen, »ist lächerlich einfach.«[94]

Und damit hat er in aller Grundsätzlichkeit recht.

Schwimmen ist auch leicht. Fahrradfahren auch.

---

94 S. 30

Aber diesen Fähigkeiten geht ein Lernprozess voraus. Der kann so oder so aussehen. Am Ende geht es dann doch um den Mut und das Selbstvertrauen, den und das man aufbringt, an seine erlernten Fähigkeiten zu glauben. Der magische Moment, wo zum ersten Mal die Stützräder abgemacht werden. Wobei – und daran sehen Sie, wie sich die Dinge weiterentwickeln – heutzutage kaum noch ein Kind das Fahrradfahren mit Stützrädern erlernen muss. Durch die extrem schnellen Laufräder, die heutzutage manch eine Mutter dazu bringen, sich an ihre Sprintfähigkeit aus der Schulzeit zu erinnern, steigen die Kleinen direkt vom Laufrad aufs Fahrrad.

Wobei ich bei meiner Methode, die zu Ihrer Methode werden soll, den Aspekt betonen möchte, dass Sie im Grunde genommen gar nichts neu erlernen müssen, sondern sich einfach nur erinnern sollen an das, was Sie schon als ganz kleines Kind konnten, schon immer konnten, von Anfang an konnten und deshalb nie verlernen werden, nämlich:

NICHT RAUCHEN!

Kapitel 13

WIR KOMMEN LANGSAM ZUM ENDE

Beim Meister war es so, dass man rauchen darf, solange man das Buch liest. Mir ist es egal, wie lange Sie rauchen. Sie wissen jetzt praktisch alles, was man wissen muss, um eine RAUCHPAUSE einzulegen. Nehmen Sie sich Urlaub, oder suchen Sie sich eine stressarme Zeit aus. Feiern Sie mit Raucherfreunden oder allein noch einmal eine kleine Rauchorgie. Sie müssen es auch niemandem ankündigen. Wenn Sie der Meinung sind, dass es Ihnen hilft, dann verkünden Sie es. Aber Sie können es auch still und leise für sich machen. Rauchen Sie alle Zigaretten auf. Selbst wenn Sie es an dem Abend nicht mehr schaffen, alle Zigaretten aufzurauchen, dann schmeißen Sie die Zigaretten nur dann weg, wenn Sie damit umgehen können, also wenn Sie sich sicher sein können, dass Sie die Zigaretten nicht aus dem Müll holen oder sich einreden, Sie könnten doch noch nicht aufhören, weil Sie die Schachtel nicht leergeraucht haben. Also, ich kann keine Schachtel mit Zigaretten drin wegwerfen und dann aufhören. Aber ich bin eh jemand, dem es schwerfällt, Dinge wegzuwerfen. Vielleicht ist das bei Ihnen anders. Lernen Sie sich kennen. Das ist immer noch das spannendste Abenteuer auf dieser Welt. Sie erinnern sich, Delphi: Gnothi seauton! Cognosce te ipsum! Erkenne dich selbst!

Für die meisten gilt sicher: Lieber erst noch aufrauchen, und dann die RAUCHPAUSE machen! Das ist vollkommen legitim.

Aber erarbeiten Sie sich *zuerst* Ihre persönliche rauchfreie Erinnerung, in die Sie dann sofort hineingleiten können, wenn die erste Versuchung naht.

Üben Sie *vorher* das bewusste Atmen und Gehen.

Schreiben Sie sich *vorher* eine Liste der Verknüpfungen und der Orte, die Sie meiden sollten.

Ich habe diese Methode ausprobiert und bin sehr zufrieden damit. Ich trage das ganze Wissen darüber in mir. Genau wie Sie ab jetzt für immer wissen, wie Sie eine RAUCHPAUSE einlegen können.

Ich wünsche Ihnen viel Erfolg dabei.

Sollten Sie Kiffer sein, kann ich Ihnen nur anraten, auch das Kiffen sein zu lassen, wenn Sie nicht mehr rauchen wollen.

Wobei ich dazusagen muss, dass ich Kiffer kenne, die mir glaubhaft versichert haben, mit dem Rauchen aufgehört zu haben und nur noch ab und an zu kiffen. Vielleicht gibt's das. Ich will es nicht bestreiten. Aber damit kenne ich mich nicht aus. Das ist auch nicht unser Thema hier.

Es gibt sicher noch einige Tricks mehr, als ich hier beschrieben habe. Vielleicht fallen Ihnen selbst welche ein. Manch einer hört bei einer Grippe oder einer starken Erkältung auf zu rauchen. Nutzen das als Anlass! Bei dem einen klappt's, bei einem anderen nicht.

Um nicht wieder anzufangen, beherzigen Sie die Tipps, die Sie in diesem Buch finden. Oder in anderen Büchern. Gibt ja genug davon.

Ein Freund hat aufgehört zu rauchen, als er in Spanien war. Sein Trick bestand darin, dass er sich immer einredete, er könne kein Spanisch, deshalb könne er sich auch keine Zigaretten kaufen. Hat geklappt. Olé! Er hat jetzt über fünf Jahre nicht geraucht, schätze ich. Aber jetzt fängt er gerade wieder an. Der Stress. Inzwischen zwei Kinder. Viel Arbeit. Zwischendurch längere Zeit im Krankenhaus. Ich kann's ihm nicht verübeln. Er raucht auch noch nicht viel.

Er fragt immer sehr höflich und mit vielen entschuldigenden Worten die Raucher in der Runde, ob er eine Zigarette haben könne. Meist kauft er eine Schachtel, die er dann den Rauchern überlässt. Sie kennen das. Ich denke, irgendwann wird er wieder aufhören. Wenn das Buch hier erscheint, werde ich es ihm schenken.

In diesem Buch sind hauptsächlich meine Ideen und Gedankenexperimente in Verbindung mit unterstützender Körperarbeit zur Sprache gekommen. Seien Sie kreativ. Wenn Sie mal Fallschirm gesprungen sind, dann haben Sie dabei vermutlich auch nicht geraucht. Wenn es Ihnen Spaß gemacht hat, dann können Sie auch einen Fallschirmsprung imaginieren, denn kaum einer hat die Zeit, das Geld und die Gelegenheit, jedes Mal, wenn das Verlangen kommt, aus einem Flugzeug zu springen. In Gedanken geht das sicher so oft Sie wollen.
Entwickeln Sie Ihre eigenen Instrumentarien, um die RAUCHPAUSE möglichst lange aufrechtzuerhalten.
Wenn ich das schaffe, dann schaffen Sie das auch. Da bin ich mir sicher. Ich hab mich hoffentlich mit den Esoterika, also den Muschebubu-Beschreibungen von inneren und äußeren Zuständen so weit zurückgehalten, dass Sie das Buch bis hierher gelesen haben.
Aber ein Bild will ich Ihnen noch liefern, die volle Breitseite. Nun sind Sie eh stark genug für so etwas, weil Sie ja nun auch gewappnet sind für Ihre persönliche RAUCHPAUSE. Das volle Bild oder die vollständige Beschreibung des Zustandes, in dem Sie munter einherschreiten können, ohne dem Verlangen nach einer Zigarette nachgeben zu müssen, beziehungsweise dem Verlangen prima standhalten können, ist dies – zunächst in herkömmlicher Sprache:
Atmen Sie tief ein! Bringen Sie Ihr Gewicht auf die Zehen. Spüren Sie Ihren gesamten Körper von unten nach oben. Bringen Sie eine Spannung in Ihren Körper, sodass Sie jederzeit und zu allem bereit sein könnten. Wie eine Katze, die aus einem absolu-

ten äußeren Ruhezustand sofort auf alles reagieren kann, wenn es drauf ankommt. Sie spüren Ihren Atem und Ihren Körper, vor allem Ihre Füße. Mit äußerster Aufmerksamkeit nehmen Sie einfach alles wahr. Sie sind vollkommen im Hier und Jetzt! Wie ein rumänischer Artist auf dem Einrad, auf dem Hochseil mit verbundenen Augen. In der einen Hand ein Huhn, in der anderen ... (Richtig, gut aufgepasst. Er hatte ja nur noch eine.)

In leicht transzendent gefärbter Sprache klingt es vielleicht so: Sie verlagern Ihr Gewicht, Ihren Körper, Ihr ganzes Sein auf Ihre Füße, und Ihre Füße sind verbunden mit Mutter Erde. Sie bringen Spannung in Ihren Körper, der sich kraftvoll und zu allem bereit aufrichtet. Mit dem Kopf ragen Sie direkt hinein ins Universum. Dabei können Sie sich mit dem Sternbild Orion verbunden fühlen. Das ist ein sehr schönes Sternbild. Oder Sie verbinden sich mit dem Sternbild Ihrer Wahl. Und dann stellen Sie sich noch vor, dass von Ihrem Damm aus, Ihrem untersten Chakra, bis hoch zur Schädeldecke ein armdicker, hell strahlender Lichtkanal verläuft, in den Sie das Sie umgebende Chi, also die Energie, hineinatmen, einsaugen können. Von unten ziehen Sie beim Einatmen das Chi durch den Lichtkanal nach oben. Dann atmen Sie wieder aus. Sie sind ein unglaubliches Kraftwerk! Sie nehmen sich selbst und Ihre Umgebung vollständig wahr. Sie sind im Hier und Jetzt. Sie sind jetzt genauso in Ihrer Mitte und so weit entfernt vom Rauchen wie damals, als Sie noch von keiner Zigarette wussten. Sie sind vollkommen bei sich. Sie brauchen überhaupt nichts mehr. Nicht mal mehr mein Buch samt Eso-Geschwafel. Sie können es einstweilen zuklappen.

Es war mir ein Vergnügen, Sie bis hierher begleiten zu dürfen, bis zu der Tür, an der ganz groß dran geschrieben steht:

MACH MAL –
RAUCHPAUSE!

PS

Sie alle kennen vielleicht noch aus dem Mathematikunterricht den Begriff der Gegenprobe. Also, man hat ein Ergebnis ausgerechnet, und dann rechnet man noch mal anders oder in der entgegengesetzten Weise nach.

Beispiel: 100 – 44 = 66
Stimmt das?
Gegenprobe: 66 + 44 = 110
Soso, dann stimmt also mein erstes Ergebnis nicht.
Erneutes Rechnen: 100 – 44 = 56
Gegenprobe: 56 + 44 = 100
Stimmt.

Sie erinnern sich.

Diese Gegenprobe können Sie übrigens auch mit dem Rauchen machen.

Wenn Sie nicht rauchen, dafür aber Sport treiben oder etwas anderes regelmäßig tun, dann könnten Sie, wenn Sie diese Sache aus Ihrem Leben verbannen wollen, jedes Mal, statt diese Sache zu tun, eine Zigarette rauchen.

Bei mir hat das mit sehr vielen Dingen recht gut geklappt, als ich für dieses Buch meine Methode ein zweites Mal testen wollte und deshalb noch mal mit dem Rauchen begann. Statt meine Steuererklärung zu machen, habe ich geraucht – die macht jetzt jemand anderes für mich. Statt abzuwaschen – geraucht. Ein Geschirrspüler hat sich bereit erklärt. Anstatt schwimmen gehen – geraucht. Ich hatte nicht mal mehr eine Badehose. Viele Dinge kann man einfach sein lassen, indem man zur Zigarette greift. Sie merken, somit ist meine Methode auch noch mal quasi mathematisch verifiziert worden.

PPS

Das war jetzt grad ein Spaß, der mir bei der Überarbeitung des Buches noch eingefallen ist. Ich sag mal, ein Körnchen Wahrheit steckt da vielleicht drin.

Aber ich wollte nicht versäumen, Sie zum Schluss noch auf etwas hinzuweisen:

Ich denke, dieses Denken, dieser Umgang, den ich in diesem Buch bezüglich des Rauchens und des Loslassen-Könnens davon vor Ihren schönen Augen ausgebreitet habe, der lässt sich bestimmt auch – wenngleich vielleicht modifiziert – auf das eine oder andere kleine Laster oder Süchtchen anwenden. Chips. Süßigkeiten. Lipgloss. *World of Warcraft* spielen. Gute/gut gemeinte Ratschläge erteilen. Es gibt eine ganze Menge Süchte und Süchteleien. Ich bin immer wieder erstaunt, was der Markt zu bieten hat. Apropos Markt. Ich war viele Jahre auch flohmarktsüchtig. Das konnte ich mir jetzt abgewöhnen, indem ich ein Buch über Erleuchtung begonnen habe. Im weitesten Sinne also über Religion, somit über eine Abhängigkeit, die ich für weitaus problematischer halte als die hier abgehandelte. Die Abhängigkeit von religiösen Systemen. Jetzt werden Sie sagen, das hat doch Karl Marx schon mal herausgefunden – Religion gleich Opium fürs Volk. Das stimmt. Aber wer kennt den Mann noch? Außerdem ist er nicht so unterhaltsam wie ich.

Ansonsten seien Sie kreativ im Umgang mit Ihren Abhängigkeiten. Passen Sie auf, dass Sie nicht abhängig werden von der Meinung anderer. Und vor allem: Seien und bleiben Sie nett zu sich!

Ihr Umgang mit sich selbst setzt Maßstäbe für die anderen im Umgang mit Ihnen.

Klingt irgendwie gut der Satz, finde ich, obwohl ich mir den eben erst ausgedacht habe.

Tschüss!
Ihr Micha Ebeling

PPPS
Die schnellste Methode übrigens, die ich für mich mal entdeckt habe, um mithilfe von Körperwahrnehmung weg von jeglichem Denken und somit ins Hier und Jetzt zu gelangen, ist die nun

folgende, die sich aber nicht immer durchführen lässt, bzw. muss man dann auch ziemlich locker sein, um sich dabei nicht albern vorzukommen, zumindest wenn noch jemand dabei ist.

Stellen Sie sich irgendwohin, wo Sie niemanden stören. Schließen Sie die Augen. Winkeln Sie ein Knie an, sodass Sie nur noch auf einem Bein stehen. Versuchen Sie, so lange wie möglich mit geschlossenen Augen auf einem Bein stehen zu bleiben!

Niemand hat gesagt, dass das einfach ist ...

PPPPS
Aus aktuellem Anlass möchte ich noch etwas anfügen:

Im Großen und Ganzen ist das Buch ja eher so freundlich, peace-mäßig, chillig geraten. Positives Denken. Lebensbejahende Motive et cetera.

Zwar habe ich den Film nicht gesehen, aber er läuft gerade: *Zero Killed* von Michal Kosakowski. In dem Film geht es darum, dass der Regisseur unterschiedliche Menschen zu ihren Mordfantasien befragt hat. Und sie durften daraus kleine Filme machen, vorausgesetzt sie spielen selbst mit. Warum erzähle ich das? Nun, falls Sie keine Lust haben, oder Ihnen mal nicht nach einer schönen Kindheitserinnerung ist, dann dürfen Sie durchaus auch mal die *dunklen* Korridore von Brain Castle betreten.

Meine Erfahrung ist, dass ich inzwischen diese anfänglich sehr oft benutzte Erinnerung aus der Kindheit nicht mehr brauche und nicht mehr benutze. Ich weiß einfach: Wenn das Verlangen kommt, wenn die Zigarette sich vor meinem inneren Auge aufbaut wie ein Hologramm aus *Star Wars*, dann gehe ich blitzschnell in eine andere Wirklichkeit hinein. Es sind nur Sekunden, die ich mich ablenken muss. Das geht durchaus auch mal mit der Vorstellung, einen unliebsamen Zeitgenossen ...

Na, Sie wissen schon ...

Viel Spaß beim Aufhören!

Ich weiß, Sie werden es weit bringen in dieser äußerst nützlichen Disziplin ...

PPPPPS
Die E-Zigarette. Kein Geheimtipp mehr. Ich kenne viele Kollegen, die sich so eine elektrische Rauchmaschine zugelegt haben. Da kann man inzwischen Apparate kaufen, die nicht viel weniger Technik drin haben als die Enterprise und auch so ähnlich aussehen. Viele, die damit anfangen, legen sich oft eine ganze Sammlung solcher Nebelmaschinchen zu. Ich halte davon nicht viel. Also, nicht im Sinne von einem Aufhören mit dem Rauchen. Das kann eine Übergangsphase sein. Das kann man mal ausprobieren. Aber kostet auch Geld. Ist meist da, wo Rauchen verboten ist, auch verboten, und hält, so glaube ich, unterschwellig den Kontakt zum Rauchbedürfnis am Leben. Sprich, sollte mal keine E-Zigarette zur Verfügung stehen oder das Füllmaterial alle sein, dann wird der Elektro-Paffke sicher nicht lange zögern, zur Zigarette zu greifen.

Ich like das also nicht an dieser Stelle, liebe Freunde.

Tschüss und danke

Es ist natürlich schwierig, jemandem zu danken bei einem Buch, in dem es um etwas geht, was man eigentlich nicht mehr möchte, von dem man sich zu verabschieden gedenkt.

Trotzdem danke ich all jenen, die mir beim gemeinsamen Verbrennen von Tabak schöne Momente, Gespräche und Ideen geliefert haben. Das waren nicht wenige. Menschen nicht und Momente nicht. Natürlich danke ich auch Volker Surmann, der bereit war, das Experiment zu wagen, dieses Büchlein hier herauszugeben, das alle anderen angefragten Verlage aus den verschiedensten Gründen abgelehnt haben. Zusammengefasst könnte man sagen, der Hauptgrund war: Für ein lustiges Buch geht es zu ernst zu. Für ein Sachbuch sind zu viele unterhaltsame Elemente drin. Eine Ressortfrage. Niemand fühlte sich zuständig.

Auch hier kann ich wieder nur mein trotziges »Na und?« in die Runde werfen. (Hab ich mich als Kind ja nie getraut, das zu sagen.) Für jene, die das nicht wissen, sei erklärt: Ab einem bestimmten Stadium schreibt sich so ein Buch oft von allein. Da kommt, was kommen soll oder kommen muss. Also, dem Autor in den Sinn.

War ja bei der Offenbarung des Johannes nicht anders. Da hat sich's der Verfasser, der Prophet Johannes, auf der Insel Patmos gemütlich gemacht, Kerze angezündet, Tee gekocht und dann fleißig den Federkiel ins Tintenfass getaucht. Der hat sich auch nicht sonderlich drum gekümmert, ob das einer versteht oder ob das von den großen Verlagen beziehungsweise Kirchen genommen wird.

Und siehe da, es ist eines der berühmtesten Bücher geworden, die die Welt so kennt.

Ich habe schon mal irgendwo gelesen, dass sich jemand selbst dankt. Fand ich irgendwie witzig. Ist aber nun schon weg – der Gag. Dafür danke ich Volker Strübing, meinem lieben Kollegen, für ein paar nette Anregungen zu meinem Buch. Zudem danke ich all jenen, die mich in der Zeit, in der ich mich mit der Überarbeitung des Buches befasst habe, pekuniär unterstützt haben, sodass ich mich trotz der Überarbeitung nicht überarbeiten musste: Barbara, Evi, Jutta und Suse. Vielen herzlichen Dank euch! Das war mir nicht einerlei. Ich verspreche, ich werde mich nicht lumpen lassen, wenn's mal wieder andersrum kommt.

Ich hatte mir vorgenommen, wenn es der Lektor durchgehen lässt,[95] hier am Ende zwei Links reinzunehmen. Einmal zu einem Text einer Poetry-Slammerin, die über das Altwerden spricht und den Mut, den es ab und an braucht, um etwas zu verändern im Leben. Der zweite Link ist die Musik dazu. Das Lied, das ihre Inspiration war. Julia Engelmann hat es geschafft, für ihren Text, für ihr Video Millionen Klicks zu bekommen. Niemand hat damit gerechnet. Aber das kann eben passieren, wenn man mal was wagt:
http://www.youtube.com/watch?v=DoxqZWvt7g8 [96]
Locker ein paar Millionen Klicks mehr hat das Lied zum Text von Asaf Avidan: »Reckoning Song (One Day)«.

Viel Spaß beim Anfangen mit dem Aufhören!
Viel Spaß beim Aufhören mit dem Anfangen!

Verrückt, dass beide Varianten in dieselbe Richtung weisen, oder? Der Weg schiebt sich einem beim Gehen unter die Füße.
Gute Reise!

---

95 Wollen wir mal nicht so sein ... (Anm. d. Lektors)
96 Wenn Ihnen der Link zu kompliziert erscheint, googeln Sie einfach nach »Julia Engelmann« und »Hörsaalslam«.

Überall erhältlich und bei www.satyr-verlag.de

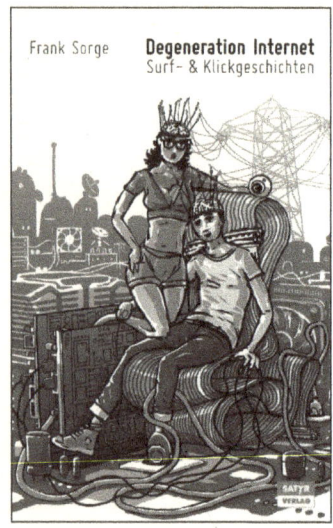

Surf- & Klickgeschichten

Was passiert eine halbe Stunde lang auf dem Twitter-Profil von Justin Bieber? Darf man die SMS wildfremder Leute im Internet mitlesen? Was macht Jesus im Netz, und hört die NSA etwa auch Gott ab? Wann ist ein Nerd ein Nerd?

Frank Sorge erzählt Geschichten aus dem Alltag der digitalen Revolution, von seinen Anfängen und den oft sehr schrägen Auswüchsen. Doch dann fällt sein Blick auf die eigene Hand: Hat sich sein Zeigefinger etwa durch hunderttausendfaches Klicken so verdreht?

Glücklicherweise gibt es noch das Real Life des Autors im Berliner Stadtteil Wedding – eine Wirklichkeit, die selbst überzeugte Nerds ins echte Leben zurückholen kann.

Frank Sorge
DEGENERATION INTERNET
160 S., broschiert, 11,90 EUR, ISBN 978-3-944035-30-7
aus als E-Book

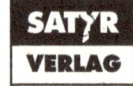